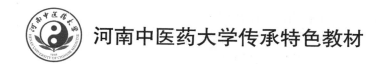

河南中医药大学传承特色教材

中医方药学

（供中药学、药学、护理学、软件管理、健康管理等专业用）

主编 王 辉 龙旭阳

U0334381

全国百佳图书出版单位
中国中医药出版社
·北 京·

图书在版编目（CIP）数据

中医方药学 / 王辉，龙旭阳主编 . — 北京：中国
中医药出版社，2021.7
河南中医药大学传承特色教材
ISBN 978-7-5132-6975-9

Ⅰ . ①中…　Ⅱ . ①王… ②龙…　Ⅲ . ①方剂学—中医
学院—教材　Ⅳ . ① R289

中国版本图书馆 CIP 数据核字（2021）第 086828 号

中国中医药出版社出版

北京经济技术开发区科创十三街 31 号院二区 8 号楼
邮政编码　100176
传真　010-64405721
山东百润本色印刷有限公司印刷
各地新华书店经销

开本 787×1092　1/16　印张 13.5　字数 297 千字
2021 年 7 月第 1 版　2021 年 7 月第 1 次印刷
书号　ISBN 978-7-5132-6975-9

定价　52.00 元
网址　www.cptcm.com

服 务 热 线　010-64405720
购 书 热 线　010-89535836
维 权 打 假　010-64405753

微信服务号　zgzyycbs
微商城网址　https://kdt.im/LIdUGr
官 方 微 博　http://e.weibo.com/cptcm
天猫旗舰店网址　https://zgzyycbs.tmall.com

如有印装质量问题请与本社出版部联系（010-64405510）

河南中医药大学传承特色教材

编审委员会

河南中医药大学传承特色教材

《中医方药学》编委会

主　编　王　辉（河南中医药大学）

　　　　龙旭阳（河南中医药大学）

副主编　张延武（河南中医药大学）

　　　　曹　珊（河南中医药大学）

　　　　宋　宁（河南中医药大学）

　　　　李连珍（河南农业大学）

　　　　王加锋（山东中医药大学）

　　　　谢有良（河南中医药大学）

编　委　（以姓氏笔画为序）

　　　　毛　静（河南中医药大学）

　　　　李亚敏（河南中医药大学）

　　　　李玲玲（河南中医药大学）

　　　　张　业（河南中医药大学）

　　　　郑　攀（河南中医药大学）

　　　　夏寒星（河南中医药大学）

　　　　崔　璨（河南中医药大学）

　　　　程传浩（河南中医药大学）

　　　　薛淑娟（河南中医药大学）

前 言

　　教育部和国家中医药管理局《关于医教协同深化中医药教育改革与发展的指导意见》（教高〔2017〕5 号）中指出："改革中医药课程体系：推进中医药课程内容整合与优化，构建以中医药传统文化与经典课程为根基，以提升中医药健康服务能力为导向的课程体系。"2019 年 10 月发布的《中共中央国务院关于促进中医药传承创新发展的意见》中指出，要改革中医药人才培养模式，强化中医思维培养，改革中医药院校教育。在此背景下，河南中医药大学总结近十年来仲景学术传承班和中药传承班的办学经验，进一步优化培养方案和课程体系，同时进行相关学术传承特色教材建设，组织编写传承特色系列创新教材。本套教材共计 16 种，分别为《中医训诂学》《中医文化学》《国学经典导读》《仲景方药学》《仲景辨治学》《仲景经方案例导读》《仲景学术历代医家研究与传承》《本草名著选读》《中药理论专论》《经典中成药》《中药药剂学》《中药炮制学》《中药资源与栽培》《中药鉴定学》《中医方药学》《中医理论基础》。该系列教材主要配套仲景学术传承班和中药学术传承班教学使用，同时适合中医、中药类相关专业研究生及医学爱好者学习，也可作为中医药教学、医疗研究人员的参考用书。在编写过程中，我们参考了其他高等中医药院校相关教材及资料。限于编者的能力与水平，本套教材难免有不足之处，还要在教学实践中不断总结与改进。敬请同行专家提出宝贵意见，以便再版时修订提高。

河南中医药大学传承特色教材编审委员会

2020 年 4 月

编写说明

《中医方药学》为河南中医药大学传承特色教材之一，主要介绍中药学、方剂学的基本知识及常用中药和方剂。本教材在原有中药学、方剂学的基础上进行编写，既有系统性，又有传承性；重点突出中药学、方剂学基本理论及常用中药、方剂等，将中药学、方剂学有机融为一体，以便更好地适应中医药相关专业的教学工作。

本教材分为上、下篇。上篇中药基本知识主要介绍中药的性能、中药的配伍与用药禁忌、中药的剂量与用法，以及各类中药的来源、性味归经、功效、临床应用、用法用量、使用注意。下篇方剂基本知识主要介绍方剂与治法、方剂的组成与变化、方剂的用法，以及各类常用方剂的组成、用法、功用、主治、方解及临床运用。本教材适于中药学、药学、护理学、软件管理、健康管理等专业学生使用。

本教材编写分工如下：上篇第一章至第三章由王辉编写；第四章至第七章、第二十一章由宋宁、李玲玲编写，第八章至第十一章由李连珍、毛静编写，第十二章至第十六章由王加锋、崔璨编写，第十七章至第二十章、第二十二章至第二十四章由谢有良、薛淑娟、李亚敏编写。下篇第二十五章至第二十七章由龙旭阳编写；第二十八章至第三十章由曹珊编写，第三十一、三十二章和第三十九章由张延武编写，第三十三章由郑攀编写，第三十四章、第三十八章由程传浩编写，第三十五章至第三十七章由夏寒星编写，第四十章至第四十二章由张业编写。

本教材的编写工作得到河南中医药大学及中国中医药出版社的大力支持，在此一并致谢！因编者学识所限，不足之处希望读者在使用过程中能提出宝贵意见，以便再版时修订完善。

《中医方药学》编委会

2021 年 3 月

目 录

上篇 中药基本知识

中药是指在中医理论指导下，用于预防、治疗、诊断疾病，并具有康复与保健作用的物质。中药对维护我国人民健康、促进中华民族的繁衍昌盛作出了重要贡献。中药主要来源于天然药及其加工品，包括植物药、动物药、矿物药及部分化学、生物制品类药物。由于中药以植物药居多，故有"诸药以草为本"的说法。自古以来，人们习惯把中药称为本草，自然也就把记载中药的典籍中药学称为本草学，本草学近代始称中药学。中药学是指专门研究中药基本理论和中药来源、产地、采集、炮制、性能、功效及临床应用规律等知识的一门学科。中药学是中医药院校的骨干学科，是中医药学宝库中一个重要组成部分。

第一章 中药的性能

药物与疗效有关的性质和性能统称为药性。它包括药物发挥疗效的物质基础和治疗过程中所体现出来的作用。它是药物性质与功能的高度概括。研究药性形成的机制及其运用规律的理论称为药性理论，基本内容包括四气五味、升降浮沉、归经、有毒无毒、配伍、禁忌等。

药性理论是我国历代医家在长期医疗实践中，以阴阳、脏腑、经络学说为依据，根据药物的各种性质及所表现出来的治疗作用总结出来的用药规律。它是中医学理论体系中的一个重要组成部分，是学习、研究、运用中药所必须掌握的基本理论知识。

第一节 四 气

四气是寒、热、温、凉四种不同的药性，又称四性。它反映了药物对人体阴阳盛衰、寒热变化的作用倾向，为药性理论的重要组成部分，是说明药物作用的主要理论依据之一。四气之中寓有阴阳含义，寒凉属阴，温热属阳，寒凉与温热是相对立的两种药性，而寒与凉、温与热仅为程度上的不同，即"凉次于寒""温次于热"。四性以外还有一类平性药，它是指寒热界限不很明显、药性平和、作用较缓和的一类药，如党参、山药、甘草等。

药性的寒、热、温、凉是由药物作用于人体所产生的不同反应和所获得的不同疗效而总结出来的，它与所治疗疾病的性质是相对而言的。如患者表现为高热烦渴、面红目赤、咽喉肿痛、脉洪大，属于阳热证，运用石膏、知母等药物治疗后，上述症状缓解或消除，说明它们的药性是寒凉的；反之，如患者表现为四肢厥冷、脘腹冷痛、脉微欲绝，属于阴寒证，用附子、干姜等药物治疗后，上述症状得以缓解或消除，说明它们的药性是温热的。

一般来讲，寒凉药分别具有清热泻火解毒、泄热通便、清热利尿、清化热痰等作用，而温热药分别具有温里散寒、暖肝散结、温阳利水、温经通络等作用。

《神农本草经》序例所述"疗寒以热药，疗热以寒药"，指出了如何掌握药物的四气理论以指导临床用药的原则。具体来说，温热药多用治腹痛冷痛、阳痿不举、宫冷不孕、风寒痹证等阴寒证，寒凉药主要用于实热烦渴、血热吐衄、火毒疮疡、热结便秘、热淋涩痛等阳热证。总之，寒凉药用治阳热证，温热药用治阴寒证，这是临床必须遵循的用药原则。

第二节 五 味

五味是指药物有酸、苦、甘、辛、咸五种不同的药味。另外，还有淡味、涩味，故实际上不止五种。但五味是最基本的五种滋味，所以仍然称为五味。五味的含义既指药物味道的"味"，又指药物作用的"味"。

《素问·脏气法时论》指出："辛散、酸收、甘缓、苦坚、咸软。"这是对五味作用的最早概括。后世在此基础上进行补充，逐渐完善。根据前人论述，结合临床实践，将五味所代表药物的作用及主治病证归纳如下。

辛："能散、能行"，即具有发散、行气、行血的作用。一般来讲，解表药、行气药、活血药多具有辛味。因此，辛味药多治疗表证及气血阻滞证。如苏叶发散风寒、木香行气除胀、川芎活血化瘀等。

甘："能补、能和、能缓"，即具有补益、和中、调和药性、缓急止痛的作用。一般来讲，滋养补虚、调和药性及制止疼痛的药物多具有甘味。甘味药多用于正气虚弱、身体诸痛及调和药性、中毒解救等方面。如人参大补元气、熟地黄滋补精血、饴糖缓急止痛、甘草调和药性并解药食中毒等。

酸："能收、能涩"，即具有收敛、固涩的作用。一般固表止汗、敛肺止咳、涩肠止泻、固精缩尿、固崩止带的药物多具有酸味。酸味药多用治体虚多汗、肺虚久咳、久泻肠滑、遗精滑精、遗尿尿频、崩带不止等。如五味子固表止汗、乌梅敛肺止咳、五倍子涩肠止泻、山茱萸涩精止遗及赤石脂固崩止带等。

苦："能泄、能燥、能坚"，即具有清泄火热、泄降气逆、通泻大便、燥湿、坚阴等作用。一般来讲，清热泻火、降气平喘、降逆止呕、通利大便、清热燥湿、苦温燥湿、泻火存阴的药物多具有苦味。苦味药多用治热证、喘咳、呕恶、便秘、湿证、阴虚火旺等。如黄芩清热泻火，杏仁降气平喘，半夏降逆止呕，大黄泄热通便，黄连清热燥湿，苍术、厚朴苦温燥湿，知母、黄柏泻火存阴等。

咸："能下、能软"，即具有泻下通便、软坚散结的作用。一般来讲，泻下或润下通便及软化坚硬、消散结块的药物多具有咸味，咸味药可治大便燥结、痰核、瘿瘤等。如芒硝泄热通便，海藻、牡蛎消散瘿瘤等。

淡："能渗、能利"，即具有渗湿利小便的作用，故有些利水渗湿的药物具有淡味。淡味药多用治水肿、小便不利之证。如薏苡仁、茯苓、猪苓、泽泻等。

涩：与酸味药的作用相似，多用治虚汗、泄泻、尿频、遗精、滑精、出血等。如莲子固精止带，禹余粮涩肠止泻，乌贼骨收涩止血等。本草文献常以酸味代表涩味功效，或与酸味并列，标明药性。

由于每种药物都同时具有性和味，故两者必须综合起来看。将四气和五味结合起来认识药物，才能准确地辨别药物的作用。一般来讲，气味相同，作用相近；气味不同，作用有别。因此，既要熟悉四气五味的一般规律，又要掌握每一种药物气味配合的规律，这样才能很好地掌握药性，指导临床用药。

第三节　升降浮沉

升降浮沉是指药物对机体有向上、向下、向外、向内四种不同作用趋向。它是与疾病所表现的趋向性相对而言的。升，即上升提举，趋向于上；降，即下达降逆，趋向于下；浮，即向外发散，趋向于外；沉，即向内收敛，趋向于内。

影响药物升降浮沉的因素主要有四气五味、药物质地轻重，并受炮制和配伍的影响。

1. 四气五味　药物的升降浮沉与四气五味有关。一般来讲，凡味属辛、甘，气属温、热的药物，大都是升浮药，如麻黄、黄芪等；凡味属苦、酸、咸，性属寒、凉的药物，大都是沉降药，如大黄、芒硝等。

2. 药物质地　药物的升降浮沉与药物的质地轻重有关。一般来讲，花、叶、皮、枝等质轻的药物大多为升浮药，如苏叶、菊花等；而种子、果实、矿物、贝壳及质重者大多是沉降药，如苏子、枳实、牡蛎、代赭石等。

3. 炮制和配伍　药物的升降浮沉受到炮制、配伍的影响。药物的炮制可以影响或转变其升降浮沉的性能。如有些药物酒制则升，姜炒则散，醋炒收敛，盐炒下行。药物的升降浮沉通过配伍也可发生转化。一般来讲，升浮药在大队沉降药中能随之下降；反之，沉降药在大队升浮药中能随之上升。由此可见，药物的升降浮沉是受多种因素的影响，在一定的条件下可相互转化。

升降浮沉代表不同的药性，标示药物不同的作用趋向。一般升浮药，其性主温热，味属辛、甘、淡，质地多为轻清至虚之品，作用趋向多主上升、向外。就其所代表药物的具体功效而言，分别具有疏散解表、温里散寒、升阳举陷等作用。故解表药、温里药、补益药等多具有升浮特性。一般沉降药，其性主寒凉，味属酸、苦、咸，质地多为重浊坚实之品，作用趋向多主下行、向内。就其所代表的药物的具体功效而言，分别具有清热泻火、泻下通便、利水渗湿等作用。故清热药、泻下药、利水渗湿药等多具有沉降特性。

药物具有升降浮沉的性能，可以调整脏腑气机的紊乱，使之恢复正常的生理功能，或作用于机体的不同部位，因势利导，驱邪外出，从而达到治愈疾病的目的。具体而言，病变部位在上、在表者宜升浮不宜沉降，病变部位在下、在里者宜沉降不宜升浮；病势上逆者，宜降不宜升，病势下陷者，宜升不宜降。

总之，必须针对疾病发生部位有在上在下在表在里的区别，病势上有上逆下陷的区别，根据药物有升降浮沉的不同特性，恰当选用药物，这也是指导临床用药必须遵循的重要原则。此外，为了适应复杂病机，更好地调节紊乱的脏腑功能，还可采用升降浮沉并用的用药方法。

第四节　归　经

归经是指药物对于机体某部分的选择性作用，即某药对某些脏腑经络有特殊的亲和作用，因而对这些部位的病变起着主要或特殊的治疗作用。药物的归经不同，其治疗作用也不同。归经指明了药物治病的适用范围，也就是说明了药效所在，包含了药物定性定位的概念，也是阐明药物作用机理，指导临床用药的药性理论基本内容之一。

中药归经理论的形成是在中医基本理论指导下，以脏腑经络学说为基础，以药物所治疗的具体病证为依据，经过长期临床实践总结出来的用药理论。它与脏腑经络生理特点、临床经验的积累、中医辨证理论体系的不断发展与完善及药物自身的特性密不可分。

掌握归经便于临床辨证用药，即根据疾病的临床表现，通过辨证审因，诊断出病变所在脏腑经络部位，按照归经来选择适当药物进行治疗。如患热证，有肺热、心火、胃火等不同，治疗时用药不同。若肺热咳喘，当用桑白皮、地骨皮等肺经药来泻肺平喘；若胃火牙痛，当用石膏、黄连等胃经药来清泻胃火；若心火亢盛，心悸失眠，当用朱砂、丹参等心经药以清心安神。

掌握归经理论还有助于区别功效相似的药物。如同是利尿药，有麻黄的宣肺利尿、黄芪的健脾利尿、附子的温阳利水、猪苓的通利膀胱之水湿等不同。因此，在熟悉药物功效的同时，掌握药物的归经对相似药物的鉴别应用有十分重要的意义。

在运用归经理论指导药物临床应用时，还必须与四气五味、升降浮沉学说结合起来，才能做到全面准确。如同归肺经的药物，由于四气的不同，其治疗作用也异，如紫苏温散肺经风寒、薄荷凉散肺经风热、干姜性热温肺化饮、黄芩性寒清肺泻火。同归肺经的药物，由于五味的不同，作用也不同，如乌梅酸收固涩、敛肺止咳，麻黄辛以发表、宣肺平喘，党参甘以补虚、补肺益气，陈皮苦以下气、止咳化痰，蛤蚧咸以补肾、益肺平喘。同归肺经的药物，因其升降浮沉之性不同，作用迥异，如桔梗、麻黄药性升浮，故能开宣肺气、止咳平喘；杏仁、苏子药性降沉，故能降肺气止咳平喘。四气五味、升降浮沉、归经同是药性理论的重要组成部分，在应用时必须结合起来，全面分析，才能准确地指导临床用药。

第五节　毒　性

古代药物毒性的含义较广，既认为毒药是药物的总称，毒性是药物的偏性，又认为毒性是药物毒副作用大小的标志。

随着科学的发展，医学的进步，人们对毒性的认识逐步加深。所谓毒性，一般指药物对机体所产生的不良影响及损害性，包括急性毒性、亚急性毒性、亚慢性毒性等。所谓毒药，一般指对机体发生化学或物理作用，能损害机体，引起功能障碍、疾病甚至死亡的物质。剧毒药指中毒剂量与治疗剂量比较接近，或某些治疗量已达到中毒剂量的范围，因此治疗用药时安全系数小；也指毒性对机体组织器官损害剧烈，可产生严重或不可逆的后果。

中药的副作用有别于毒性作用。副作用是指在常用剂量时出现与治疗需要无关的不适反应，一般比较轻微，对机体危害不大，停药后可自行消失。如临床常见服用某些中药可引起恶心、呕吐、胃痛、腹泻或皮肤瘙痒等不适反应。

伴随临床用药经验的积累及对毒性研究的深入，中药毒性分级情况各不相同。如《素问·五常政大论》把药物毒性分为"大毒""常毒""小毒""无毒"四类；《神农本草经》分为"有毒""无毒"两类；《证类本草》《本草纲目》将毒性分为"大毒""有毒""小毒""微毒"四类。当今《中华人民共和国药典》采用大毒、有毒、小毒三类分类方法，是目前通行的分类方法。

第二章　中药的配伍与用药禁忌

第一节　中药的配伍

　　临床上，由于药物作用范围有限，某些药物还具有一定毒性，疾病往往较复杂，可表现为数病相兼、表里同病、虚实互见、寒热错杂等复杂病情，因而用药也就由简到繁出现了多种药物配合应用的方法，并逐步形成了配伍用药的规律，从而既照顾到复杂病情，又增进了疗效，减少了毒副作用。因此，掌握中药的配伍规律对指导临床用药意义重大。

　　中药的配伍是按照病情的不同需要和药物的不同特点，有选择地将两种以上药物合在一起应用。

　　药物配合应用，相互之间必然产生一定的作用，有的可以增进原有的疗效，有的可以相互抵消或削弱原有的功效，有的可以降低或消除毒副作用，也有的合用可以产生毒副作用。因此，《神农本草经》将各种药物的配伍关系归纳为"有单行者，有相须者，有相使者，有相畏者，有相恶者，有相反者，有相杀者，凡此七情，合和视之"。这"七情"之中除单行者外，都是谈药物配伍关系，分述如下。

　　1.**单行**　就是单用一味药来治疗某种病情单一的疾病。对于病情比较单纯的病证，往往选择一种针对性较强的药物即可达到治疗目的。如独参汤，用一味人参，治疗大失血所引起元气虚脱的危重病证。清金散，用一味黄芩，治疗肺热出血的病证。

　　2.**相须**　就是两种功效类似的药物配合应用，可以增强原有药物的功效。如麻黄配桂枝，能增强发汗解表、祛风散寒的作用；知母配贝母，可以增强养阴润肺、化痰止咳的功效；陈皮配半夏，可以加强燥湿化痰、理气和中之功。

　　3.**相使**　就是以一种药物为主，另一种药物为辅，两药合用，辅药可以提高主药的功效。如黄芪配茯苓治脾虚水肿，黄芪为健脾益气、利尿消肿的主药，茯苓淡渗利湿，可增强黄芪益气利尿的作用。相使配伍药不必同类。

　　4.**相畏**　就是一种药物的毒副作用能被另一种药物所抑制。如半夏畏生姜，即生姜可以抑制半夏的毒副作用，甘遂畏大枣，大枣可抑制甘遂峻下逐水、减伤正气的毒副作用。

　　5.**相杀**　就是一种药物能够消除另一种药物的毒副作用。如金钱草杀雷公藤毒，生白蜜杀乌头毒等。可见相畏和相杀没有质的区别，是从自身的毒副作用受到对方的抑制和自身能消除对方毒副作用的不同角度提出来的配伍方法，也就是同一配伍关系的两种不同提法。

6. 相恶　就是一种药物能破坏另一种药物的功效。如人参恶莱菔子，莱菔子能削弱人参的补气作用；生姜恶黄芩，黄芩能削弱生姜的温胃止呕的作用；近代研究吴茱萸有降压作用，但与甘草同用时，这种作用即消失，也可以说吴茱萸恶甘草。

7. 相反　就是两种药物同用能产生剧烈的毒副作用。如甘草反甘遂，忌"十八反""十九畏"中若干药物。

上述"七情"除单行外，相须、相使可以起到协同作用，能提高药效，是临床常用的配伍方法；相畏、相杀可以减轻或消除毒副作用，以保证安全用药，是使用毒副作用较强药物的配伍方法，也可用于有毒中药的炮制及中毒解救。相恶是因为药物的拮抗作用，抵消或削弱其中一种药物的功效；相反是药物相互作用，能产生毒性反应或强烈的副作用，故相恶、相反是配伍用药的禁忌。

第二节　用药禁忌

为了确保用药安全、有效，避免毒副作用的发生，必须重视用药禁忌。中药的用药禁忌主要包括配伍禁忌、证候禁忌、妊娠禁忌和服药的饮食禁忌四个方面。

一、配伍禁忌

配伍禁忌是指某些药物合用会产生剧烈的毒副作用或降低和破坏药效，因而应该避免配合应用，即《神农本草经》所谓"勿用相恶、相反者"。金元时期将反药概括为"十八反""十九畏"，累计 37 种反药，编成歌诀，便于诵读。

"十八反歌"最早见于张子和《儒门事亲》，"本草明言十八反，半蒌贝蔹及攻乌，藻戟遂芫俱战草，诸参辛芍叛藜芦"，共载相反中药 18 种，即乌头反贝母、瓜蒌、半夏、白及、白蔹；甘草反甘遂、大戟、海藻、芫花；藜芦反人参、丹参、玄参、沙参、细辛、芍药。

"十九畏"歌诀首见于刘纯《医经小学》。"硫黄原是火中精，朴硝一见便相争，水银莫与砒霜见，狼毒最怕密陀僧，巴豆性烈最为上，偏与牵牛不顺情，丁香莫与郁金见，牙硝难合京三棱，川乌草乌不顺犀，人参最怕五灵脂，官桂善能调冷气，若逢石脂便相欺，大凡修合看顺逆，炮爁炙煿莫相依"，指出了共 19 个相畏（反）的药物：硫黄畏朴硝，水银畏砒霜，狼毒畏密陀僧，巴豆畏牵牛，丁香畏郁金，川乌、草乌畏犀角，牙硝畏三棱，官桂畏赤石脂，人参畏五灵脂。

目前在尚未搞清楚反药是否能同用的情况下，临床用药应采取谨慎态度，对于其中一些反药若无充分把握，最好不使用，以免发生意外。

二、证候禁忌

由于药物的药性不同，其作用各有专长和一定的适应范围，因此，临床用药也就有所禁忌，称证候禁忌。如麻黄性味辛温，功能发汗解表、散风寒，又能宣肺平喘利尿，故只适宜于外感风寒表实无汗或肺气不宣的喘咳，而对表虚自汗及阴虚盗汗、肺肾虚喘则禁止使用。又如黄精甘平，功能滋阴补肺、补脾益气，主要用于肺虚燥咳、脾胃虚弱及肾虚精亏的病证。但因其性质滋腻，易助湿邪，故凡脾虚有湿、咳嗽痰多及中寒便溏者不宜服用。

三、妊娠用药禁忌

妊娠用药禁忌是指女性妊娠期治疗用药的禁忌。某些药物具有损害胎元以致堕胎的副作用，所以应作为妊娠禁忌的药物。根据药物对于胎元损害程度的不同，一般可分为慎用与禁用两大类。慎用的药物包括通经祛瘀、行气破滞及辛热滑利之品，如桃仁、红花、牛膝、大黄、枳实、附子、肉桂、干姜、木通、冬葵子、瞿麦等。禁用的药物是指毒性较强或药性猛烈的药物，如巴豆、牵牛、大戟、商陆、麝香、三棱、莪术、水蛭、斑蝥、雄黄、砒霜等。凡禁用的药物绝对不能使用，慎用的药物可以根据病情的需要斟酌使用。

四、服药饮食禁忌

服药饮食禁忌是指服药期间对某些食物的禁忌，又简称食忌，也就是通常所说的忌口。服药期间，一般应忌食生冷、油腻、腥膻、有刺激性的食物。此外，根据病情的不同，饮食禁忌也有区别。如热性病，应忌食辛辣、油腻、煎炸性食物；寒性病，应忌食生冷食物、清凉饮料等；胸痹患者应忌食肥肉、脂肪、动物内脏及烟、酒等；疮疡、皮肤病患者，应忌食鱼、虾、蟹等腥膻发物及辛辣刺激性食品。

第三章 中药的剂量与用法

第一节 剂 量

剂量是指临床应用中药时的分量。它主要指每味药的成人一日量，其次指方剂中每味药之间的比较分量，即相对剂量。

中药的计量单位有重量，如市制的斤、两、钱、分、厘；公制的千克（kg）、克（g）、毫克（mg）；数量，如生姜 3 片、蜈蚣 2 条、大枣 7 枚、芦根 1 支、荷叶 1 角、葱白 2 只等。

尽管中药绝大多数来源于生药，安全剂量幅度较大，用量不像化学药品那样严格，但用量得当与否，也是直接影响药效的发挥、临床效果好坏的重要因素之一。药量过小，起不到治疗作用而贻误病情；药量过大，戕伤正气，也可引起不良后果，或造成不必要的浪费。同时，中药多是复方应用，其中主要药物的剂量变化，可以影响整个处方的功效和主治病证。因此，对于中药剂量的使用应采取科学、谨慎的态度。一般来讲，确定中药的剂量应考虑如下几方面的因素。

一、药物性质与剂量的关系

剧毒药或作用峻烈的药物，应严格控制剂量，开始时用量宜轻，逐渐加量，一旦病情好转后，应当立即减量或停服，中病即止，防止过量或蓄积中毒。此外，花、叶、皮、枝等量轻质松及性味浓厚、作用较强的药物用量宜小；矿物、介壳等质重及性味淡薄、作用温和的药物用量宜大；鲜品药材含水分较多，用量宜大；干品药材用量当小；过于苦寒的药物不宜久服、过量，免伤脾胃。再如羚羊角、麝香、牛黄、猴枣、鹿茸、珍珠等贵重药材，在保证药效的前提下应尽量减少用量。

二、剂型、配伍与剂量的关系

一般情况下，同样的药物入汤剂比入丸散剂的用量要大些；单味药使用比复方中应用剂量要大些；在复方配伍使用时，主要药物比辅助药物用量要大些。

三、年龄、体质、病情与剂量的关系

由于年龄、体质的不同，对药物耐受程度不同，则药物用量也就有了差别。老年、

小儿、妇女产后及体质虚弱的患者，都要减少用量，成人及平素体质壮实的患者用量宜重。一般5岁以下的小儿用成人药量的1/4，5岁以上的儿童按成人用量减半服用。病情轻重、病势缓急、病程长短与药物剂量也有密切关系。一般病情轻、病势缓、病程长者用量宜小，病情重、病势急、病程短者用量宜大。

四、季节变化与剂量的关系

发汗解表药及辛温大热药在夏季不宜多用，在冬季宜多用。苦寒降火药在夏季用量宜重，在冬季用量宜轻。除了剧毒药、峻烈药、精制药及某些贵重药外，一般中药常用内服剂量为5～10g；部分用量较大为15～30g；新鲜药物常用量为30～60g。

第二节　用　法

一、汤剂煎煮法

汤剂是中药最为常用的剂型之一。汤剂的制作对煎药用具、用水、火候、煎煮方法都有一定的要求。

1. 煎药用具　以砂锅、瓦罐为好，搪瓷罐次之，忌用铜铁锅，以免发生化学变化，影响疗效。

2. 用水　现在多用自来水、井水、蒸馏水等，总以水质洁净新鲜为好。

3. 火候　有文火、武火之分。文火是指使温度上升及水液蒸发缓慢的火候。武火又称急火，是指使温度上升及水液蒸发迅速的火候。

4. 煎煮方法　先将药材浸泡30～60分钟，用水量以高出药面为度。一般中药煎煮两次，第二煎加水量为第一煎的1/3～1/2。两次煎液去渣滤净混合后分两次服用。煎煮的火候和时间，要根据药物性能而定。一般来讲，解表药、清热药宜武火煎煮，时间宜短，煮沸后煎3～5分钟即可；补养药需用文火慢煎，时间宜长，煮沸后再续煎30～60分钟。某些药物因其质地不同，煎法比较特殊，处方上需加以注明，归纳起来包括先煎、后下、包煎、另煎、溶化、泡服、冲服、煎汤代水等。

（1）先煎　主要指有效成分难溶于水的一些金石、矿物、介壳类药物，应打碎先煎，煮沸20～30分钟，再下其他药物同煎，以使有效成分充分析出。如磁石、代赭石、生铁落、生石膏、龙骨、牡蛎、龟甲、鳖甲等。此外，附子、乌头等毒副作用较强的药物，宜先煎45～60分钟后再下他药，久煎可以降低毒性，保证用药安全。

（2）后下　主要指一些气味芳香的药物，久煎其有效成分易于挥发而降低药效，须在其他药物煎沸5～10分钟后放入，如薄荷、木香、砂仁、白豆蔻、草豆蔻等。此外，有些药物虽不属芳香药，但久煎也能破坏其有效成分，如钩藤、大黄、番泻叶等。

（3）包煎　主要指那些黏性强、粉末状及带有绒毛的药物，加热时引起焦化或糊化。宜先用纱布袋装好，再与其他药物同煎，以防止药液混浊或刺激咽喉引起咳嗽及沉于锅底，如蛤粉、滑石、旋覆花、车前子、蒲黄等。

（4）另煎 又称另炖，主要是指某些贵重药材，为了更好地煎出有效成分，应单独另煎，即另炖2～3小时。煎液可以另服，也可与其他煎液混合服用。如人参、西洋参、羚羊角、鹿茸等。

（5）溶化 又称烊化，主要是指某些胶类药物及黏性大而易溶的药物，为避免入煎粘锅或黏附其他药物影响煎煮，可单用水或黄酒将此类药加热溶化，用煎好的药液冲服，也可将此类药放入其他药物煎好的药液中加热烊化后服用。如阿胶、鹿角胶、龟甲胶、鳖甲胶、饴糖等。

（6）泡服 主要是指某些有效成分易溶于水或久煎容易破坏药效的药物，可以用少量开水或复方中其他药物滚烫的煎出液趁热浸泡，加盖闷润，减少挥发，半小时后去渣即可服用。如藏红花、番泻叶、胖大海等。

（7）冲服 主要指某些贵重药，用量较轻，为防止散失，常需要研成细末制成散剂，用温开水或复方中其他药物煎液冲服。如麝香、牛黄、羚羊角、西洋参、鹿茸、人参、蛤蚧等。某些药物，根据病情需要，为提高药效，也常研成散剂冲服。如用于止血的三七、花蕊石、血余炭、棕榈炭。某些药物高温容易破坏药效或有效成分难溶于水，也只能做散剂冲服。如雷丸、鹤草芽等。

（8）煎汤代水 主要指某些药物为了防止与其他药物同煎使煎液混浊，难于服用，宜先煎后取其上清液代水再煎煮其他药物，如灶心土等。此外，某些药物质轻用量多，体积大，吸水量大，如玉米须、金钱草等，也须煎汤代水用。

二、服药法

1.服药时间 汤剂一般每日1剂，煎两次分服，两次间隔时间为4～6小时。临床用药时可根据病情增减，如急性病、热性病可1日2剂。某些对胃肠有刺激性的药物宜饭后服；补益药多滋腻碍胃，宜空腹服；安神药宜睡前服；慢性病定时服；急性病、呕吐、惊厥及石淋、咽喉病须煎汤代茶饮者，均可不定时服。

2.服药方法

（1）汤剂 一般宜温服。但解表药要偏热服，服后还须盖好衣被，或进热粥，以助出汗。寒证用热药宜热服，热证用寒药宜冷服，以防格拒于外。

（2）丸剂 颗粒较小者，可直接用温开水送服；大蜜丸者，可以分成小粒吞服；若水丸质硬者，可用开水溶化后服。

（3）散剂、粉剂 可加蜂蜜调和送服，或装入胶囊中吞服，避免直接吞服而刺激咽喉。

（4）膏剂 宜用开水冲服，避免直接倒入口中吞咽，以免粘喉引起呕吐。

（5）冲剂、糖浆剂 冲剂宜用开水冲服，糖浆剂可以直接吞服。

此外，危重患者宜少量频服；呕吐患者可以浓煎药汁，少量频服；在应用发汗、泻下、清热药时，若药力较强，要注意患者个体差异，一般得汗、泻下、热降即可停药，不必尽剂，以免汗、下、清热太过，损伤人体的正气。

第四章 解表药

以发散表邪、解除表证为主要功效，用于治疗外感表证的药物，称为解表药，又名发表药。

本类药物多味辛质轻，主入肺、膀胱经，偏行肌表，能促进肌体发汗，使表邪由汗出而解。主要功效是发散解表，主要用于治疗感受外邪所致的恶寒、发热、头痛、身痛、无汗或有汗、脉浮等外感表证。

根据解表药的药性及功效主治差异，可分为发散风寒药及发散风热药两类，又称辛温解表药与辛凉解表药。

使用发汗力较强的药物时，用量不宜过大，以免发汗太过，耗伤阳气，损及津液。表虚自汗、阴虚盗汗及疮疡日久、淋证、失血患者，虽有表证，也应慎用。本类药物多属辛散轻扬之品，入汤剂不宜久煎。

第一节 发散风寒药

本类药物性味多属辛温，发汗作用较强，以发散风寒邪气为主要作用。主治风寒表证，症见恶寒发热、无汗或汗出不畅、头身疼痛、鼻塞流涕、口不渴、舌苔薄白、脉浮紧等。

麻黄 Máhuáng

《神农本草经》

麻黄为麻黄科植物草麻、中麻黄或木贼麻黄的干燥草质茎。生用、蜜炙或捣绒用。

【性味归经】辛、微苦，温。归肺、膀胱经。

【功效】发汗解表，宣肺平喘，利水消肿。

【临床应用】

1.**风寒表证** 治外感风寒，恶寒无汗、发热头痛、脉浮紧的表实证，每与桂枝配伍，相须为用。

2.**咳嗽气喘** 治风寒外束，肺气壅遏的喘咳实证，常与杏仁、甘草同用；治寒痰停饮，咳喘、痰多清稀者，配细辛、干姜等同用；肺热壅盛，高热喘急者，每与石膏、杏仁等配用。

3.**风水水肿** 风水水肿兼有表证者，每与甘草配伍。

此外，取其散寒通滞功效，可用治风寒痹证、阴疽、痰核。

【用法用量】煎服,2 ～ 10g。发汗解表宜生用,止咳平喘多蜜炙用。捣绒缓和发汗,小儿、年老体弱者宜用麻黄绒或炙用。

【使用注意】表虚自汗、阴虚盗汗及肺肾虚喘者均当慎用。

桂枝　Guìzhī

《名医别录》

桂枝为樟科植物肉桂的干燥嫩枝。生用。

【性味归经】辛、甘,温。归心、肺、膀胱经。

【功效】发汗解肌,温通经脉,助阳化气,平降冲气。

【临床应用】

1.**风寒表证**　治外感风寒、表虚有汗者,常与白芍配伍;治外感风寒、表实无汗者,常与麻黄配伍。

2.**寒凝血滞诸痛证**　治风寒湿痹,肩臂疼痛,可与附子配伍;治胸阳不振,心脉瘀阻,胸痹心痛,可与枳实、薤白等配伍;治中焦虚寒,脘腹冷痛,常与白芍、饴糖等配伍;治寒凝血滞,月经不调,经闭痛经,多与当归、吴茱萸等配伍。

3.**痰饮、蓄水**　治心脾阳虚、水湿内停的痰饮眩晕、心悸、咳嗽者,常与茯苓、白术等配伍;膀胱气化失司的水肿、小便不利者,可与茯苓、猪苓等同用。

4.**心悸、奔豚**　治心阳不振,心悸动、脉结代者,可与炙甘草、人参等同用;治阴寒内盛,引动冲气,上凌心胸的奔豚者,常重用本品。

【用法用量】煎服,3 ～ 10g。

【使用注意】温热病及阴虚阳盛、血热妄行诸症均忌用。孕妇及月经过多者慎用。

紫苏叶　Zǐsūyè

《名医别录》

紫苏叶为唇形科一年生草本植物紫苏的干燥叶(或带嫩枝)。生用。

【性味归经】辛,温。归肺、脾经。

【功效】解表散寒,行气和胃。

【临床应用】

1.**风寒表证**　治风寒表证而兼气滞,胸脘满闷、恶心呕逆者,常与香附、陈皮等配伍。

2.**脾胃气滞,胸闷呕吐,妊娠呕吐**　治中焦气滞之胸脘胀满、恶心呕吐,偏寒者,常与砂仁、丁香等同用,偏热者,可与黄连、芦根等同用;治妊娠呕吐,胎动不安者,可与砂仁、陈皮等配伍;治七情郁结,痰凝气滞之梅核气证,多与半夏、厚朴等同用。

此外,本品有解鱼蟹毒的功效,治鱼蟹中毒,腹痛吐泻,可单用或配生姜、藿香等煎服。

【用法用量】煎服,5 ～ 10g,不宜久煎。

生姜　Shēngjiāng

《名医别录》

生姜为姜科多年生草本植物姜的新鲜根茎。生用。

【性味归经】辛，微温。归肺、脾、胃经。

【功效】解表散寒，温中止呕，化痰止咳，解鱼蟹毒。

【临床应用】

1. **风寒感冒**　治风寒感冒轻证，可单煎或配红糖、葱白煎服。

2. **胃寒呕吐**　治胃寒呕吐者，常与半夏同用；治脾胃虚寒者，可与人参、白术等同用；用于胃热呕吐者，须与黄连、竹茹等配伍。

3. **寒痰咳嗽**　治风寒客肺，痰多咳嗽，恶寒头痛者，常与麻黄、杏仁等同用。

此外，生姜有解毒作用，用于生半夏、生南星等药物中毒及鱼蟹等食物中毒，可用生姜汁冲服或煎汤内服。

【用法用量】煎服，3～10g，或捣汁服。

【使用注意】阴虚内热及热盛者忌服。

荆芥　Jīngjiè

《神农本草经》

荆芥为唇形科一年生草本植物荆芥的干燥地上部分。生用或炒炭用。

【性味归经】辛，微温。归肺、肝经。

【功效】解表散风，透疹消疮，止血。

【临床应用】

1. **外感表证**　治风寒感冒，恶寒、发热、头痛无汗者，常与防风、羌活等同用；治风热感冒，发热、头痛者，可与金银花、连翘等配伍。

2. **风疹瘙痒，麻疹不透**　治风疹瘙痒，可与苦参、防风等同用；治表邪外束，麻疹初起，疹出不畅，常与蝉蜕、薄荷等配伍。

3. **疮疡初起兼有表证**　偏于风寒者，配伍羌活、川芎等；偏于风热者，与金银花、连翘等同用。

4. **吐衄下血**　炒炭有收敛止血功效，用于吐血、衄血、便血、崩漏等多种出血证。治血热妄行之吐血、衄血，常与生地黄、白茅根等同用；治血热便血、痔血，可与地榆、槐花等配伍；治妇女崩漏下血，可与棕榈炭、莲房炭等配伍。

【用法用量】煎服，5～10g。不宜久煎。发表透疹消疮宜生用；止血宜炒炭用；荆芥穗长于祛风。

防风　Fángfēng

《神农本草经》

防风为伞形科多年生草本植物防风的干燥根。生用或炒炭用。

【性味归经】辛、甘，微温。归膀胱、肝、脾经。

【功效】祛风解表，胜湿止痛，止痉。

【临床应用】

1. **外感表证** 外感风寒、风热、风湿表证均可配伍使用。治风寒表证，头痛身痛者，可与荆芥、羌活等配伍；治风热表证，发热恶风、咽痛口渴者，常与薄荷、蝉蜕同用；治外感风湿，头痛如裹、身重肢痛者，可与羌活、川芎等同用。

2. **风疹瘙痒** 偏风寒者，常与荆芥、苦参配伍；偏风热者，可配薄荷、蝉蜕同用；治疗湿热者，可与土茯苓、白鲜皮配伍；治血虚风燥者，常与当归、熟地黄同用。

3. **风湿痹痛** 治风寒湿痹，肢节疼痛、筋脉挛急者，可与防风、羌活等同用。

4. **破伤风证** 治破伤风角弓反张，四肢抽搐，项背强急，可与天麻、天南星等同用。

此外，本品入肝脾经，有疏肝理脾功效，用于肝气乘脾，肝胃不和，腹痛泄泻者，多与白术、陈皮等同用；以其升清之性，用于脾虚湿盛，清阳不升所致的泄泻，可与人参、黄芪等配伍。

【用法用量】煎服，5～10g。

【使用注意】阴血亏虚、热病动风者慎用或忌用。

羌活 Qiānghuó

《神农本草经》

羌活为伞形科多年生草本植物羌活或宽叶羌活的干燥根茎及根。生用。

【性味归经】辛、苦，温。归膀胱、肾经。

【功效】解表散寒，祛风胜湿，止痛。

【临床应用】

1. **风寒感冒，头痛项强** 治外感风寒夹湿，恶寒发热，肌表无汗，头痛项强，肢体酸痛较重者，常与防风、细辛等同用；治风湿在表，头项强痛，腰背酸重，一身尽痛者，可与独活、藁本等同用。

2. **风寒湿痹，肩背疼痛** 治上半身风寒湿痹，肩背肢节疼痛者，常与防风、姜黄等同用；治风寒、风湿所致的头风痛，可与川芎、白芷配伍。

【用法用量】煎服，3～10g。

【使用注意】阴虚血热者忌用。用量过多易致呕吐，脾胃虚弱者不宜服。

白芷 Báizhǐ

《神农本草经》

白芷为伞形科多年生草本植物白芷或杭白芷的干燥根。生用。

【性味归经】辛，温。归胃、大肠、肺经。

【功效】解表散寒，祛风止痛，宣通鼻窍，燥湿止带，消肿排脓。

【临床应用】

1.风寒感冒，头痛，牙痛　治外感风寒湿邪，头痛身重，鼻塞流涕，常与防风、羌活等同用；治外感风寒，阳明头痛、眉棱骨痛、头风痛，可单用；或与川芎、防风配伍；属外感风热者，可与薄荷、菊花等配伍；治牙痛属风寒者，可与细辛、川芎等同用；治风热牙痛，常与石膏配伍；治风寒湿痹，关节疼痛、屈伸不利者，可与苍术、草乌等同用。

2.鼻塞，鼻渊　治鼻渊、鼻塞、浊涕不止，常与苍耳子、辛夷等同用；治风热上攻，鼻渊、头痛者，可与金银花、黄芩等配伍。

3.寒湿带下　治寒湿下注、白带过多者，常与鹿角霜、白术等同用；用于湿热下注、带下黄赤者，可与车前子、黄柏等配伍。

4.疮痈肿痛　治疮疡初起，红肿热痛者，常与金银花、当归等配伍；治脓已成难溃破者，可与人参、当归等同用。

此外，本品还有祛风燥湿止痒、祛斑除臭等功效，外用可治多种皮肤病，如风湿瘙痒、湿疹、面部色斑、狐臭、白癜风等。

【用法用量】煎服，3～10g。

【使用注意】阴虚血热者忌服。

细辛　Xìxīn
《神农本草经》

细辛为马兜铃科多年生草本植物北细辛、汉城细辛或华细辛的干燥根和根茎。生用。

【性味归经】辛，温。有小毒。归心、肺、肾经。

【功效】散寒解表，祛风止痛，宣通鼻窍，温肺化饮。

【临床应用】

1.风寒感冒，阳虚外感　用于外感风寒，头身疼痛较甚者，常与羌活、防风等同用；治阳虚外感，恶寒发热、无汗、脉反沉者，常与麻黄、附子等同用。

2.头痛牙痛，风湿痹痛　治少阴头痛，足寒气逆、脉象沉细者，可与独活、川芎等配伍；治外感风邪，偏正头痛，常与川芎、白芷等同用；治风冷牙痛，可单用或与白芷、荜茇煎汤含漱；治风寒湿痹，腰膝冷痛，可与独活、桑寄生等配伍。

3.鼻渊，鼻衄　治鼻渊等鼻科疾病，见鼻塞、流涕、头痛者，常与白芷、苍耳子同用。

4.痰饮喘咳　治外感风寒、水饮内停之恶寒发热、无汗、喘咳、痰多清稀者，每与麻黄、桂枝等同用；用于寒痰停饮，咳嗽胸满、气逆喘急者，可与茯苓、干姜等同用。

此外，本品辛温行散，芳香透达，吹鼻取嚏，有通关开窍醒神之功，用治中恶或痰厥所致猝然口噤气塞、昏不知人、牙关紧闭之闭证，与皂荚研末，吹鼻取嚏。

【用法用量】煎服，1～3g；散剂每次服0.5～1g。外用适量。

【使用注意】阴虚阳亢头痛、肺燥伤阴干咳者忌用。不宜与藜芦同用。细辛用量过大或煎煮时间过短，易引起中毒。

第二节 发散风热药

本类药物性味多辛凉，发汗作用较发散风寒药缓和，以发散风热为主要作用。主治风热感冒及温病初起邪在卫分，症见发热、微恶风寒、咽干口渴、头痛目赤、舌边尖红、苔薄黄、脉浮数等。

薄荷 Bòhe
《新修本草》

薄荷为唇形科多年生草本植物薄荷的干燥地上部分。生用。

【性味归经】辛，凉。归肺、肝经。

【功效】疏散风热，清利头目，利咽透疹，疏肝行气。

【临床应用】

1.**风热感冒，温病初起** 治风热感冒或温病初起，邪在卫分，发热、微恶风寒、头痛等，常与金银花、连翘等配伍。

2.**头痛目赤，喉痹口疮** 治风热上攻，头痛目赤，常与菊花、牛蒡子等配伍；治风热壅盛，咽喉肿痛，可与桔梗、生甘草等同用。

3.**麻疹不透，风疹瘙痒** 治风热束表，麻疹不透，多与蝉蜕、牛蒡子等同用；治风疹瘙痒，可与荆芥、防风等配伍。

4.**肝气郁滞，胸胁胀闷** 治肝气郁滞，胸胁胀痛，月经不调，常与柴胡、白芍等同用。

此外，本品能芳香辟秽，还可用治夏令感受暑湿秽浊引起的痧胀、腹胀吐泻，与藿香、连翘等同用。

【用法用量】煎服，3～6g，宜后下。薄荷叶长于发汗，薄荷梗偏于行气。

【使用注意】体虚多汗、阴虚血燥者慎用。

牛蒡子 Niúbàngzǐ
《名医别录》

牛蒡子为菊科两年生草本植物牛蒡的干燥成熟果实。生用或炒用。

【性味归经】辛、苦，寒。归肺、胃经。

【功效】疏散风热，宣肺透疹，解毒利咽。

【临床应用】

1.**风热感冒，温病初起，咳嗽痰多** 治风热外感，或温病初起，发热、咽喉肿痛等，常与金银花、连翘等同用；治风热咳嗽，痰多不畅者，可与桑叶、桔梗等配伍。

2.**麻疹不透，风疹瘙痒** 治麻疹不透，常与薄荷、蝉蜕等同用；治风疹瘙痒，可与荆芥、蝉蜕等同用。

3. 痈肿疮毒，痄腮丹毒，咽喉肿痛　治风热外袭，火毒内结，痈肿疮毒，兼有便秘者，每与大黄、芒硝等同用；治风热疫毒上攻之大头瘟，可与黄芩、黄连等同用。

【用法用量】煎服，6～12g。入汤剂宜捣碎，炒用滑肠，寒性略减。

【使用注意】性寒滑肠，脾虚便溏者慎用。

蝉蜕　Chántuì
《名医别录》

蝉蜕为蝉科昆虫黑蚱若虫羽化时脱落的皮壳。生用。

【性味归经】甘，寒。归肺、肝经。

【功效】疏散风热，利咽开音，透疹止痒，明目退翳，息风解痉。

【临床应用】

1. 风热外感，温病初起，咽痛音哑　治风热外感，温病初起，发热恶风、头痛口渴者，常配薄荷、连翘等同用；治风热火毒上攻，咽喉肿痛、声音嘶哑，每与薄荷、牛蒡子等同用；治咽痛音哑，可与胖大海同用。

2. 麻疹不透，风疹瘙痒　治风热外束，麻疹初起，透发不畅，可与薄荷、紫草等配伍；治风疹瘙痒，可与荆芥、防风等同用。

3. 目赤翳障　治风热上攻或肝火上炎之目赤肿痛、翳膜遮睛，常与菊花、决明子等同用。

4. 惊风抽搐，破伤风证　治小儿外感夹惊、惊痫夜啼，可单用本品，薄荷、钩藤煎汤送下；治疗小儿急惊风，可与天竺黄、栀子等同用；治破伤风证，牙关紧闭、手足抽搐、角弓反张，轻者可单用本品研末，以黄酒冲服，重者与天麻、僵蚕等同用。

【用法用量】煎服，3～6g，或单用研末冲服。一般病证用量宜小，解痉则需大量。

【使用注意】孕妇慎用。

桑叶　Sāngyè
《神农本草经》

桑叶为桑科落叶乔木植物桑的干燥叶。生用或蜜炙用。

【性味归经】甘、苦，寒。归肺、肝经。

【功效】疏散风热，清肺润燥，清肝明目。

【临床应用】

1. 风热感冒，温病初起　治风热感冒，或温病初起，温热犯肺，发热、咽痒、咳嗽等，常配菊花、薄荷等同用。

2. 肺热咳嗽，燥热咳嗽　治肺热或燥热伤肺，咳嗽痰少、色黄而黏稠，或干咳少痰、咽痒等。轻者可与杏仁、贝母等配伍；重者可配生石膏、麦冬等同用。

3. 头晕头痛，目赤昏花　治肝阳上亢，头痛眩晕、烦躁易怒者，常与菊花、石决明等配伍；治风热上攻、肝火上炎所致的目赤涩痛、多泪，可与菊花、蝉蜕等同用；治肝阴不足，目暗昏花，可与黑芝麻同用。

此外，本品略能凉血止血，用于血热吐血之轻证，单用或入复方。

【用法用量】煎服，5～10g；或入丸、散。外用煎水洗眼。桑叶蜜炙能增强润肺止咳的作用，故肺燥咳嗽多用蜜炙桑叶。

菊花　Júhuā
《神农本草经》

菊花为菊科多年生草本植物菊的干燥头状花序。生用。

【性味归经】辛、甘、苦，微寒。归肺、肝经。

【功效】散风清热，平肝明目，清热解毒。

【临床应用】

1. **风热感冒，温病初起**　治风热感冒，或温病初起，发热、头痛、咳嗽等，常与桑叶、连翘等配伍。

2. **肝阳上亢，头痛眩晕**　治肝阳上亢，头痛眩晕，可与石决明、钩藤等同用；治肝火上攻、眩晕头痛及肝经热盛、热极动风者，可与羚羊角、钩藤等配伍。

3. **目赤肿痛，眼目昏花**　治肝经风热，目赤肿痛，常与蝉蜕、木贼等配伍；治肝肾精血不足，目失所养，眼目昏花，每与枸杞子、熟地黄等同用。

4. **疮痈肿毒**　治疮痈肿毒，与金银花、生甘草同用。

【用法用量】煎服，5～10g。疏散风热多用黄菊花，平肝明目多用白菊花。

柴胡　Cháihú
《神农本草经》

柴胡为伞形科多年生草本植物柴胡或狭叶柴胡的干燥根。生用或醋炙用。

【性味归经】辛、苦，微寒。归肝、胆、肺经。

【功效】疏散退热，疏肝解郁，升举阳气。

【临床应用】

1. **感冒发热，少阳证**　治外感风寒，寒邪入里化热，恶寒渐轻、身热增盛者，多与葛根、羌活等配伍；治伤寒邪在少阳，寒热往来、胸胁苦满、口苦咽干、目眩者，常与黄芩、半夏等同用。

2. **肝郁气滞，胁肋胀痛，月经不调**　治肝气郁滞所致胸胁或少腹胀痛、月经失调、痛经等，每与香附、川芎等同用。

3. **气虚下陷，脏器脱垂**　治气虚下陷所致久泻脱肛、子宫下垂、肾下垂等脏器脱垂，常与黄芪、升麻等同用。

此外，还具退热截疟作用，又可用治疟疾寒热。

【用法用量】煎服，3～10g。和解退热宜生用；疏肝解郁宜醋炙；升举阳气可生用或酒炙。

【使用注意】肝阳上亢、肝风内动、阴虚火旺及气机上逆者忌用或慎用。

升麻 Shēngmá

《神农本草经》

升麻为毛茛科多年生草本植物大三叶升麻、兴安升麻或升麻的干燥根茎。生用或炙用。

【性味归经】辛、微甘，微寒。归肺、脾、胃、大肠经。

【功效】发表透疹，清热解毒，升举阳气。

【临床应用】

1. **风热头痛，麻疹不透** 治风热上攻，阳明头痛，可与石膏、白芷等同用；治麻疹初起，透发不畅，常与葛根、白芍等同用。

2. **齿痛口疮，咽喉肿痛，阳毒发斑** 治热毒证所致的多种病证。治阳明热盛，胃火上攻所致头痛、牙龈肿痛、口舌生疮等，多与生石膏、黄连等配伍；治风热上壅，咽喉肿痛，可与桔梗、玄参等同用；治风热疫毒上攻之大头瘟，头面红肿、咽喉肿痛，常与黄芩、黄连等配伍；治温毒发斑，可与生石膏、大青叶等同用。

3. **中气下陷，脏器脱垂，崩漏下血** 治气虚下陷所致的食少倦怠、久泻脱肛，胃、子宫、肾下垂等脏器脱垂，多与黄芪、柴胡等配伍。

【用法用量】煎服，3 ~ 10g。

【使用注意】阴虚阳浮、喘满气逆及麻疹已透者忌用。

葛根 Gěgēn

《神农本草经》

葛根为豆科多年生草质藤本植物野葛的干燥根。生用，或煨用。

【性味归经】甘、辛，凉。归脾、胃、肺经。

【功效】解肌退热，生津止渴，透疹，升阳止泻。

【临床应用】

1. **外感发热，头痛项强** 治外感风寒，发热重、恶寒轻、头痛无汗、目疼鼻干、口微渴、苔薄黄等，多与柴胡、黄芩等配伍；治风热表证，发热、头痛等，可与薄荷、菊花同用；治风寒感冒，表实无汗、恶寒、项背强痛者，可与麻黄、桂枝配伍；治表虚汗出、恶风、项背强痛者，常与桂枝、白芍等同用。

2. **热病口渴，内热消渴** 治热病津伤口渴，可与芦根、天花粉等同用；治内热消渴，口渴多饮、体瘦乏力、气阴不足者，又多与乌梅、麦冬等配伍。

3. **麻疹不透** 治麻疹初起，疹发不畅，常与升麻、芍药等配伍；治麻疹初起，已现麻疹，但疹出不畅，见发热咳嗽者，可与牛蒡子、荆芥等同用。

4. **热痢，泄泻** 治外感表证未解，邪热入里，身热下利、胸脘烦热、口干作渴，或喘而汗出、舌红、苔黄、脉数，或湿热泻痢，常与黄芩、黄连等同用；治脾虚泄泻，常与人参、白术等配伍。

此外，本品尚有通经活络、解酒毒功效。现代用葛根治疗高血压头晕、头痛、颈项疼痛、冠心病、心绞痛、神经性头痛，早期突发性耳聋，有解痉止痛，增强脑及冠脉血流量的作用。还可用治酒毒伤中。

【用法用量】煎服，10 ～ 15g。退热、透疹、生津宜生用，升阳止泻宜煨用。

第五章　清热药

以清解里热为主要作用，用于治疗里热证的药物，称为清热药。

清热药性皆寒凉，沉降入里，主要用治温热病高热烦渴、湿热泻痢、温毒发斑、痈肿疮毒及阴虚发热等里热证。根据其功效及主治证不同，分为清热泻火药、清热燥湿药、清热凉血药、清热解毒药、清虚热药五类。

使用清热药时，首先应辨证准确，选药精当。若里热兼有表证，当先解表后清里，或与解表药同用，以表里双解；若里热兼积滞，宜与通里泻下药同用。

本类药物性多寒凉，易伤脾胃，故脾胃气虚，食少便溏者慎用；苦燥药易伤阴，阴虚者慎用；阴盛格阳或真寒假热证忌用。注意中病即止，避免克伐太过以伤正气。

第一节　清热泻火药

本类药物性味多苦寒或甘寒，以清热泻火为主要功效，主要用于气分实热证及脏腑火热证，症见高热、口渴、汗出、烦躁，甚或神昏谵语、脉洪大等，以及肺热咳嗽、胃热口渴、心火烦躁、肝火目赤等。

石膏　Shígāo
《神农本草经》

石膏为硫酸盐类矿物硬石膏族石膏，主要含含水硫酸钙（$CaSO_4 \cdot 2H_2O$）。打碎生用或煅用。

【性味归经】甘、辛，大寒。归肺、胃经。

【功效】清热泻火，除烦止渴。煅石膏：收湿，生肌，敛疮，止血。

【临床应用】

1.**气分实热证**　治外感热病，邪在气分，高热、烦渴、脉洪大等，常与知母相须为用。

2.**肺热喘咳**　治邪热袭肺之高热、喘咳、气急鼻扇，每与麻黄、杏仁配伍。

3.**胃火牙痛，头痛**　治胃火亢盛所致之牙龈肿痛，常与升麻、黄连等配伍；若治火热上炎之头痛，可与川芎、黄芩等配伍。

4.**疮疡不敛，湿疹，烫伤**　煅石膏外用，治疮疡溃后不敛，常与升药等配伍；治湿疹瘙痒，常与黄柏、枯矾等同用；治水火烫伤，常与青黛、黄柏等同用。

此外，外用尚能止血，用于外伤出血等。

【用法用量】煎服，15～60g，打碎先煎。外用适量，研末撒敷患处。清热泻火、除烦止渴宜生用；敛疮、止血宜煅用。

【使用注意】脾胃虚寒及阴虚内热者忌用。

知母 Zhīmǔ
《神农本草经》

知母为百合科多年生草本植物知母的干燥根茎。生用或盐水炙用。

【性味归经】苦、甘，寒。归肺、胃、肾经。

【功效】清热泻火，生津润燥。

【临床应用】

1.**气分实热证** 治外感热病，高热烦渴，常与石膏相须为用。

2.**肺热咳嗽，阴虚燥咳** 治肺热咳嗽，咳痰黄稠，常与贝母、黄芩等配伍；治肺热伤阴，燥咳无痰，多与天冬、麦冬等配伍。

3.**阴虚消渴** 治阴虚内热，津伤口渴，或消渴引饮，常与天花粉、葛根等配伍。

4.**骨蒸潮热** 治肾阴亏虚，阴虚火旺，骨蒸潮热、遗精盗汗，常与黄柏、熟地黄等配伍。

5.**肠燥便秘** 治阴虚肠燥便秘，常与生地黄、玄参等配伍。

【用法用量】煎服，6～12g。清热泻火宜生用；滋阴润燥宜盐水炙用。

【使用注意】本品性寒质润，有滑肠之弊，脾虚便溏者慎用。

芦根 Lúgēn
《名医别录》

芦根为禾本科多年生草本植物芦苇的新鲜或干燥根茎。鲜用，或晒干生用。

【性味归经】甘，寒。归肺、胃经。

【功效】清热泻火，生津止渴，除烦，止呕，利尿。

【临床应用】

1.**热病烦渴** 治热病伤津、烦热口渴及内热消渴，常与麦冬、天花粉等配伍。

2.**胃热呕哕** 治胃热气逆，干哕呕吐，可单用煎浓汁频饮；或与竹茹、姜汁等配伍。

3.**肺热咳嗽，肺痈吐脓** 治肺热咳嗽，痰稠色黄，常与黄芩、浙贝母等配伍；治肺痈咳吐脓血，常与薏苡仁、桃仁等配伍。

4.**热淋涩痛** 治热淋涩痛，小便短赤，多与白茅根、车前子等同用。

【用法用量】煎服，干品15～30g；鲜品用量加倍，或捣汁用。

【使用注意】脾胃虚寒者慎用。

淡竹叶　Dànzhúyè

《本草纲目》

淡竹叶为禾本科多年生草本植物淡竹叶的干燥茎叶。生用。

【**性味归经**】甘、淡，寒。归心、胃、小肠经。

【**功效**】清热泻火，除烦止渴，利尿通淋。

【**临床应用**】

1.**热病烦渴**　治热病津伤，心烦口渴，常与石膏、芦根等配伍。

2.**口舌生疮，热淋涩痛**　治心火炽盛之口舌生疮和热移小肠之小便短赤，可与木通、生地黄等配伍；治湿热蕴结膀胱之淋浊涩痛，多与车前子、滑石等同用。

【**用法用量**】煎服，6～10g。

【**使用注意**】阴虚火旺、骨蒸潮热者慎用。

栀子　Zhīzǐ

《神农本草经》

栀子为茜草科常绿灌木栀子的干燥成熟果实。生用、炒用或炒焦用。

【**性味归经**】苦，寒。归心、肺、三焦经。

【**功效**】泻火除烦，清热利湿，凉血解毒。

【**临床应用**】

1.**热病心烦**　治外感热病，发热烦闷，每与淡豆豉同用；若治热病火毒炽盛，高热烦躁，神昏谵语，常与黄芩、黄连等配伍。

2.**湿热黄疸**　治湿热郁蒸肝胆之黄疸、小便短赤，常配伍茵陈、大黄等。

3.**淋证涩痛**　治湿热下注之热淋涩痛或血淋，常与木通、车前子等同用。

4.**血热出血**　治血热妄行之吐血、衄血、尿血等，可与白茅根、生地黄等配伍。

5.**火毒疮疡**　治三焦热盛所致之火毒疮疡、目赤肿痛，常与金银花、黄连等配伍。

此外，本品外用能消肿止痛，用生栀子粉以黄酒调糊外敷，治疗跌打损伤之肿痛。焦栀子凉血止血，用于血热吐血、衄血、尿血、崩漏。

【**用法用量**】煎服，6～10g。外用生品适量，研末调敷。生用多走气分而泻火，炒用可缓和其苦寒，炒焦多入血分而止血。

【**使用注意**】本品苦寒伤胃，阴血亏虚、脾虚便溏者不宜用。

夏枯草　Xiàkūcǎo

《神农本草经》

夏枯草为唇形科多年生草本植物夏枯草的干燥果穗。生用。

【**性味归经**】辛、苦，寒。归肝、胆经。

【**功效**】清热泻火，明目，散结消肿。

【临床应用】

1.**目赤肿痛，头痛眩晕，目珠夜痛** 治肝火上炎，目赤肿痛、头痛眩晕，常与桑叶、菊花等配伍；治阴血不足，目珠疼痛，至夜尤甚者，宜与当归、枸杞子等配伍。

2.**瘰疬，瘿瘤** 治肝郁化火、痰火凝聚之瘰疬，常与贝母、香附等配伍；治瘿瘤，则常与昆布、玄参等配伍。

3.**乳痈，乳癖，乳房肿痛** 治肝郁不舒、痰火蕴结所致之乳痈、乳癖、乳房肿胀疼痛，常与蒲公英、金银花等同用。

此外，尚有清热平肝作用，可用治肝火上炎或肝阳上亢之头痛眩晕。

【用法用量】煎服，9～15g；或熬膏服。

【使用注意】脾胃寒弱者慎用。

第二节 清热燥湿药

本类药物性味苦寒，以清热燥湿为主要功效，主要用于湿热证。如湿温或暑温夹湿，症见身热不扬、胸脘痞闷、小便短赤；脾胃湿热，症见脘腹胀满、恶心呕吐；大肠湿热，症见泄泻、痢疾、里急后重；肝胆湿热，症见黄疸尿赤、胁肋疼痛、耳肿流脓；下焦湿热，症见带下色黄，或热淋涩痛；若湿热流注关节，则可见关节红肿热痛；若湿热浸淫肌肤，则可见湿疹、湿疮等。以上湿热诸症多可见舌苔黄腻，均属本类药物主治范围。多味药物兼有清热泻火、解毒之功，亦可用治实热证及热毒证。

本类药物苦寒伐胃，性燥伤阴，凡脾胃虚寒、津伤阴亏者应慎用，或酌情配伍健胃药或养阴药同用。

黄芩 Huángqín
《神农本草经》

黄芩为唇形科多年生草本植物黄芩的干燥根。生用、炒用或酒炙用。

【性味归经】苦，寒。归肺、胆、脾、大肠、小肠经。

【功效】清热燥湿，泻火解毒，止血，安胎。

【临床应用】

1.**湿温暑湿，湿热痞满，泻痢，黄疸** 治湿温、暑湿证之胸闷恶心呕吐、身热不扬，常与滑石、白豆蔻等配伍；治湿热泄泻、痢疾，常与黄连、葛根等配伍；治湿热黄疸，每与茵陈、栀子等同用。

2.**肺热咳嗽** 治肺热壅遏所致咳嗽痰稠，可单味应用，或与瓜蒌仁、枳实等配伍。

3.**高热烦渴，寒热往来** 治外感热病，高热烦渴、面赤唇燥、尿赤便秘，常与栀子、薄荷等配伍；治邪在少阳，寒热往来，每与柴胡同用。

4.**痈肿疮毒，咽喉肿痛** 治热毒壅滞之痈肿疮毒，常与黄连、黄柏等配伍；若治火毒炽盛，咽喉肿痛，多与金银花、连翘等同用。

5. 血热出血　治热盛迫血妄行之吐血、衄血、便血、崩漏等，常与生地黄、侧柏叶等配伍。

6. 胎动不安　治热盛胎动不安，宜与白术配伍。

【用法用量】煎服，3～10g。清热多生用，安胎多炒用，清上焦热可酒炙用，止血可炒炭用。

【使用注意】本品苦寒伤胃，脾胃虚寒者不宜使用。

黄连　Huánglián
《神农本草经》

黄连为毛茛科多年生草本植物黄连、三角叶黄连或云连的干燥根茎。生用或清炒、姜汁炙、酒炙、吴茱萸水炙用。

【性味归经】苦，寒。归心、脾、胃、肝、胆、大肠经。

【功效】清热燥湿，泻火解毒。

【临床应用】

1. 湿热痞满，泻痢，黄疸　治湿热阻滞、气机不畅之脘腹痞满、恶心呕吐，常与黄芩、半夏等配伍；治湿热泻痢，每与木香配伍；治热毒痢疾，下痢脓血，可与白头翁、黄柏等配伍；治湿热黄疸，可与茵陈、栀子等同用。

2. 热病高热　治外感热病，高热神昏，多与石膏、知母等配伍；治三焦火热毒盛，发热烦躁，可与黄芩、黄柏等配伍。

3. 心烦不寐，胃热呕吐　治心火亢盛之烦躁不眠、心悸不宁，常与朱砂、生地黄等配伍；治胃热呕吐，常与竹茹、芦根配伍。

4. 痈肿疔疮，目赤，牙痛　治热毒亢盛之痈肿疔疮，多与黄芩、黄柏等同用；若治胃火上攻，牙龈肿痛，可与生地黄、升麻等配伍。

5. 血热出血　治心胃火盛，迫血妄行之吐血、衄血等，常与大黄、黄芩等配伍。

6. 消渴　治胃火炽盛，消谷善饥，烦渴多饮，可与麦冬同用。

7. 湿疹，湿疮，耳道流脓　治湿热浸淫之皮肤湿疹、湿疮，可用本品制为软膏外敷；治耳道疖肿、耳道流脓，可浸汁涂患处。

【用法用量】煎服，2～5g。外用适量。

【使用注意】本品苦寒易伤脾胃，脾胃虚寒者禁用；苦燥易伤阴津，阴虚津伤者慎用。

黄柏　Huángbò
《神农本草经》

黄柏为芸香科落叶乔木黄皮树或黄檗的干燥树皮。生用或盐水炙、炒炭用。

【性味归经】苦，寒。归肾、膀胱经。

【功效】清热燥湿，泻火除蒸，解毒疗疮。

【临床应用】

1. **湿热泻痢，黄疸尿赤，带下阴痒，热淋涩痛，脚气痿躄** 治胃肠湿热之泻痢腹痛，常与白头翁、黄连等配伍；治湿热黄疸，可与栀子、甘草等配伍；治湿热阴痒带下，黄浊臭秽，常与芡实、车前子等配伍；治膀胱湿热，小便短赤涩痛，宜与萆薢、车前子等同用；治湿热之脚气、足膝肿痛、痿躄，每与苍术、牛膝等配伍。

2. **疮疡肿毒，湿疹、湿疮** 治火热毒盛所致之疮疡肿毒，常与黄芩、黄连等配伍；治湿疹瘙痒，可与荆芥、苦参等配伍。

3. **骨蒸劳热，盗汗，遗精** 治阴虚火旺，骨蒸潮热、腰酸耳鸣、盗汗遗精，每与知母、地黄等配伍。

【用法用量】煎服，3～12g。外用适量。

【使用注意】本品苦寒易伤胃气，脾胃虚寒者禁用。

龙胆 lóngdǎn
《神农本草经》

龙胆为龙胆科多年生草本植物条叶龙胆、龙胆、三花龙胆或滇龙胆的干燥根及根茎。生用。

【性味归经】苦，寒。归肝、胆经。

【功效】清热燥湿，泻肝胆火。

【临床应用】

1. **湿热黄疸，阴肿阴痒，带下，湿疹瘙痒** 治湿热黄疸，常与栀子、大黄等配伍；治湿热下注，阴肿阴痒、带下黄臭或阴囊肿痛等，常与泽泻、木通等同用；治湿疹瘙痒，可与黄柏、苦参等配伍。

2. **肝火目赤，耳鸣耳聋，胁痛口苦** 治肝胆火盛之头痛目赤、耳鸣耳聋、胁痛口苦，每与柴胡、黄芩等配伍。

3. **惊风抽搐** 治肝经热盛，热极生风所致之高热惊风、手足抽搐，常与牛黄、青黛等配伍。

【用法用量】煎服，3～6g。

【使用注意】脾胃虚弱者不宜用，阴虚津伤者慎用。

苦参 Kǔshēn
《神农本草经》

苦参为豆科灌木苦参的干燥根。生用。

【性味归经】苦，寒。归心、肝、胃、大肠、膀胱经。

【功效】清热燥湿，杀虫，利尿。

【临床应用】

1. **湿热泻痢，便血，黄疸，带下，阴肿阴痒** 治胃肠湿热之泄泻、痢疾，常与木香配伍；治肠风便血，可与生地黄配伍；治湿热黄疸，每与茵陈、栀子等配伍；治湿热带下黄臭、阴肿阴痒等，可与椿皮、黄柏等同用。

2. **湿疹，湿疮，皮肤瘙痒，疥癣麻风** 治湿疹、湿疮，多与黄柏、蛇床子等煎水外洗；治皮肤瘙痒，可与皂角、荆芥等配伍；治疥癣，可与蛇床子、荆芥穗等同用；治麻风，可与大风子、苍耳子等配伍。

3. **淋证涩痛，小便不利** 治湿热蕴结膀胱之小便不利、灼热涩痛，常与石韦、车前子等同用。

【用法用量】煎服，4.5～9g。外用适量，煎汤洗患处。

【使用注意】不宜与藜芦同用。脾胃虚寒者禁用。

第三节　清热解毒药

本类药物性味多为苦寒，以清解热毒或火毒为主要功效，主要用于热毒所致的痈疮疔疖、咽喉肿痛、丹毒、痄腮、痢疾等，部分药物兼能泻火、凉血、收敛生肌、解毒消肿、利湿，还可用治温热病、水火烫伤、蛇虫咬伤、癌肿等病证及湿热证。

金银花　Jīnyínhuā
《名医别录》

金银花为忍冬科多年生半常绿木质藤本植物忍冬、红腺忍冬、山银花或毛花柱忍冬的干燥花蕾或带初开的花。生用、炒炭或制成露剂使用。

【性味归经】甘，寒。归肺、心、胃经。

【功效】清热解毒，疏散风热。

【临床应用】

1. **疮痈疔疖** 治疮痈初起，红肿热痛，或疮痈中期，脓成未溃，常与天花粉、白芷等配伍；治肠痈腹痛，可与薏苡仁、大血藤等同用；治肺痈咳吐脓血，常与天花粉、桔梗等同用。

2. **风热表证，温热病** 治外感风热表证或温病初起，常与连翘、薄荷等配伍；若温热病热入营血，神昏舌绛，可与黄连、生地黄等配伍。

3. **咽喉疼痛** 治热毒内盛之咽喉肿痛，多与射干、山豆根等同用。

4. **热毒痢疾** 治热毒血痢，便下脓血者，可与白头翁、秦皮等配伍。

此外，本品经蒸馏制成金银花露，有清解暑热作用，可用于暑热烦渴，以及小儿热疖、痱子等。

【用法用量】煎服，6～15g。

【使用注意】脾胃虚寒或气虚疮疡脓稀者慎用。

连翘　Liánqiào
《神农本草经》

连翘为木犀科落叶灌木植物连翘的干燥果实。生用。

【性味归经】苦、微辛，寒。归肺、心、小肠经。

【功效】清热解毒，消肿散结，疏散风热。

【临床应用】

1.**疮痈肿毒，瘰疬结核，咽喉肿痛**　治疮痈初起，红肿未溃，常与金银花、蒲公英等配伍；治瘰疬结核，常与玄参、浙贝母等同用；治热毒之咽喉肿痛，可与金银花、马勃等配伍。

2.**风热表证，温热病**　治风热表证，温病初起，常与金银花相须为用；治温病热入营血，神昏舌绛，可与牡丹皮、生地黄等同用；治温病热陷心包，高热、烦躁、神昏，常与莲子心、竹叶卷心等配伍。

【用法用量】煎服，6～15g。

【使用注意】脾胃虚寒或气虚疮疡脓稀者不宜用。

大青叶　Dàqīngyè

《名医别录》

大青叶为十字花科二年生草本植物菘蓝的干燥叶。生用。

【性味归经】苦，大寒。归心、肺、胃经。

【功效】清热解毒，凉血消斑。

【临床应用】

1.**疮痈，丹毒，口疮，咽痛**　治疮痈、丹毒，常与蒲公英、紫花地丁等配伍；治口舌生疮，可与黄连、大黄等同用；治风热或热毒炽盛之咽喉肿痛，可与牛蒡子、板蓝根等配伍。

2.**风热表证，温热病**　治风热表证或温病初起的发热头痛、咽喉肿痛，常与金银花、连翘等配伍。

【用法用量】煎服，9～15g。鲜品30～60g。外用适量。

【使用注意】脾胃虚寒者忌用。

板蓝根　Bǎnlángēn

《本草纲目》

板蓝根为十字花科二年生草本植物菘蓝的干燥根。生用。

【性味归经】苦，寒。归心、胃经。

【功效】清热解毒，凉血，利咽。

【临床应用】

1.**温病发热，头痛，喉痛或身发斑疹**　治温病发热，头痛咽痛，或身发斑疹，常与金银花、连翘等配伍。

2.**大头瘟疫，丹毒，痄腮**　治大头瘟疫，头面红肿、咽喉不利，以及丹毒、痄腮，常与连翘、牛蒡子等配伍。

【用法用量】煎服，9～15g。

【使用注意】脾胃虚寒者忌用。

蒲公英　Púgōngyīng

《新修本草》

蒲公英为菊科多年生草本植物蒲公英、碱地蒲公英或同属数种植物的干燥全草。生用或鲜用。

【性味归经】苦、甘，寒。归肝、胃经。

【功效】清热解毒，消肿散结，利尿通淋。

【临床应用】

1. **热毒疮痈**　治热毒之疮疡痈肿，常与金银花、紫花地丁等配伍；治乳痈，可用鲜品捣烂外敷，或配伍全瓜蒌、连翘内服；治瘀热互结之肠痈腹痛，可与大黄、牡丹皮等配伍；治肺痈吐脓，常与鱼腥草、芦根等同用。

2. **热淋，湿热黄疸**　治热淋涩痛，常与金钱草、车前子等同用；治湿热黄疸，常与茵陈蒿、栀子等同用。

【用法用量】煎服，10～15g。外用适量。

【使用注意】大量可致缓泻，脾虚便溏者慎用。

土茯苓　Tǔfúlíng

《滇南本草》

土茯苓为百合科多年生攀缘藤本植物光叶菝葜的干燥根茎。生用。

【性味归经】甘、淡，平。归肝、胃经。

【功效】解毒，除湿，通利关节。

【临床应用】

1. **梅毒**　治梅毒，可单味大剂量水煎服；若伴有肢体拘挛者，常与木瓜、薏苡仁等配伍。

2. **热淋，带下，疮痈，瘰疬**　治热淋，常与木通、车前子等配伍；治湿热带下，常配伍黄柏、苦参等；治疮痈瘰疬，可单用研末，醋调外敷。

【用法用量】煎服，15～60g。外用适量。

鱼腥草　Yúxīngcǎo

《名医别录》

鱼腥草为三白草科多年生草本植物蕺菜的干燥地上部分。生用。

【性味归经】辛，微寒。归肺经。

【功效】清热解毒，消痈排脓，利尿通淋。

【临床应用】

1. **肺痈，肺热咳嗽**　治肺痈咳吐脓血，常与桔梗、芦根等配伍；治肺热咳嗽，痰黄黏稠，多与桑白皮、贝母等同用。

2. **热毒疮痈**　治热毒疮痈，红肿热痛，常与蒲公英、野菊花等配伍，亦可用鲜品捣烂外敷。

3. **热淋**　治热淋小便涩痛，常与车前子、海金沙等配伍。

【用法用量】煎服，15 ～ 25g；鲜品用量加倍，水煎或捣汁服。外用适量。

【使用注意】不宜久煎。

败酱草　Bàijiàngcǎo

《神农本草经》

败酱草为败酱科多年生草本植物黄花败酱、白花败酱的干燥带根全草。生用。

【性味归经】辛、苦，微寒。归肝、胃、大肠经。

【功效】清热解毒，消痈排脓，祛瘀止痛。

【临床应用】

1. **肠痈，肺痈，皮肤疮痈**　治肠痈初起，尚未化脓，常与大血藤、牡丹皮等配伍；若肠痈脓已成，常与薏苡仁、附子等同用。治肺痈吐脓，可与鱼腥草、桔梗等同用。治外痈肿痛，常用鲜品捣烂外敷。

2. **产后瘀阻腹痛**　治产后瘀滞腹痛，可单用，或与五灵脂、蒲黄等同用。

【用法用量】煎服，9 ～ 15g。

【使用注意】孕妇慎用。

射干　Shègān

《神农本草经》

射干为鸢尾科多年生草本植物射干的干燥根茎。生用。

【性味归经】苦，寒。归肺经。

【功效】清热解毒，消痰，利咽。

【临床应用】

1. **咽喉肿痛**　治热毒壅盛之咽喉肿痛，常与升麻、马勃等配伍；治外感风热，咽痛音哑，宜与牛蒡子、蝉蜕等同用。

2. **痰壅咳喘**　治肺热咳嗽，痰稠色黄，常与桑白皮、马兜铃等配伍；治寒痰咳喘，须与细辛、麻黄等同用。

【用法用量】煎服，3 ～ 10g。

【使用注意】孕妇慎用。

山豆根　Shāndòugēn

《开宝本草》

山豆根为豆科小灌木植物越南槐的干燥根及根茎。生用。

【性味归经】苦，寒；有毒。归肺、胃经。

【功效】清热解毒，消肿利咽。

【临床应用】

1. **咽喉肿痛** 治热毒蕴结，咽喉肿痛，轻者可单味煎服或含漱，重者可配伍连翘、桔梗等同用。

2. **牙龈肿痛** 治胃火炽盛，牙龈肿痛，可单用煎汤漱口，或与黄连、生石膏等同用。

此外，尚可用治肺热咳嗽，湿热黄疸等。

【用法用量】煎服，3～6g。

【使用注意】本品大苦大寒，且有毒，过量服用易致恶心、呕吐、腹泻、腹痛、心悸胸闷、乏力、头昏头痛等，甚至四肢厥冷、抽搐，故用量不宜过大。

白头翁 Báitóuwēng
《神农本草经》

白头翁为毛茛科多年生草本植物白头翁的干燥根。生用。

【性味归经】苦，寒。归大肠经。

【功效】清热解毒，凉血止痢。

【临床应用】

热毒血痢 治热毒血痢，常与黄连、黄柏等配伍；若治赤痢日久不愈，腹中冷痛，可与干姜、赤石脂等同用。

此外，本品与秦皮配伍煎汤外洗，可治阴痒。

【用法用量】煎服，6～15g。外用适量。

【使用注意】虚寒泻痢者忌服。

马齿苋 Mǎchǐxiàn
《本草经集注》

马齿苋为马齿苋科一年生肉质草本植物马齿苋的干燥全草。生用。

【性味归经】酸，寒。归肝、大肠经。

【功效】清热解毒，凉血止血，止痢。

【临床应用】

1. **热毒血痢** 治热毒血痢，可单味水煎服用，或与黄连、白头翁等配伍。

2. **疮痈肿毒** 治热毒所致的疮痈肿痛，可取鲜品捣汁外涂，或单味煎汤内服。

3. **崩漏便血** 治血热崩漏下血，可用鲜品捣汁内服，或与郁金、苎麻根等配伍；治大肠湿热，便血痔血，可单用，或配地榆、槐花等同用。

4. **热淋、血淋** 治湿热淋证、血淋尿血，常与白茅根、车前草等配伍。

【用法用量】煎服，15～30g。鲜品用量加倍。外用适量。

【使用注意】脾胃虚寒者及孕妇慎用。

第四节　清热凉血药

本类药物味多苦或咸，性寒，以清解营分、血分热邪为主要功效，主要用于营分、血分等实热证。如热入营分，症见舌绛，身热夜甚，心烦不寐，脉细数，甚则神昏谵语，斑疹隐隐；热入血分，热盛迫血，症见舌色深绛，吐血衄血，尿血便血，斑疹紫暗，躁扰不安，甚或昏狂等。

生地黄　Shēngdìhuáng
《神农本草经》

生地黄为玄参科多年生草本植物地黄的块根。生用。

【性味归经】甘、苦，寒。归心、肝、肾经。

【功效】清热凉血，养阴生津。

【临床应用】

1.**热入营血，温毒发斑，吐血衄血**　治温热病热入营血，壮热烦渴、神昏舌绛，常与玄参、金银花等同用；治热毒斑疹色紫暗，多与赤芍、紫草等配伍；治血热吐血衄血、便血崩漏，可与鲜荷叶、生艾叶等同用。

2.**阴虚内热，骨蒸劳热**　治阴虚内热，潮热骨蒸，可配知母、地骨皮等同用；治温病后期，余热未尽，阴津已伤，夜热早凉，常与青蒿、鳖甲等同用。

3.**津伤口渴，内热消渴，津伤便秘**　治热病伤阴，烦渴多饮，常与麦冬、沙参等配伍；治阴虚内热之消渴证，多配伍山药、黄芪等同用；治热伤津液，肠燥便秘，常配伍玄参、麦冬等同用。

【用法用量】煎服，10～15g。鲜品用量加倍，或以鲜品捣汁入药。

【使用注意】脾虚湿滞、腹满便溏者不宜使用。

玄参　Xuánshēn
《神农本草经》

玄参为玄参科多年生草本植物玄参的干燥根。生用。

【性味归经】甘、苦、咸，微寒。归肺、胃、肾经。

【功效】清热凉血，滋阴泻火，解毒散结。

【临床应用】

1.**热入营血，温毒发斑**　治温热病热入营血，身热夜甚、心烦口渴、舌绛脉数，常配伍生地黄、连翘等；治热入心包，神昏谵语，常配伍莲子心、连翘心等。

2.**热病伤阴，津伤便秘，骨蒸劳嗽**　治热病伤阴，津伤便秘，常与地黄、麦冬等同用；治肺肾阴虚，骨蒸劳嗽，可与百合、地黄等配伍。

3.**目赤咽痛，瘰疬，白喉，痈肿疮毒**　治肝经热盛，目赤肿痛，常配伍栀子、大黄等；治瘟毒热盛，咽喉肿痛、白喉，可与黄芩、连翘等同用；治痰火郁结之瘰疬，每与浙贝母、牡蛎等配伍；治痈肿疮毒，常与连翘、蒲公英等同用。

【用法用量】煎服，9～15g。

【使用注意】不宜与藜芦同用。脾胃虚寒、食少便溏者不宜服用。

牡丹皮　Mǔdānpí
《神农本草经》

牡丹皮为毛茛科落叶小灌木植物牡丹的干燥根皮。生用或炒用。

【性味归经】苦、辛，微寒。归心、肝、肾经。

【功效】清热凉血，活血化瘀。

【临床应用】

1.**热入营血，温毒发斑，吐血衄血；温病伤阴，无汗骨蒸**　治温热病热入营血之发斑、吐血、衄血，常与水牛角、赤芍等同用；治温病伤阴，夜热早凉，无汗骨蒸，可与鳖甲、知母等配伍。

2.**血滞经闭、痛经，跌打伤痛，痈肿疮毒**　治血滞经闭、痛经，常配伍丹参、当归等；治跌打伤痛，可与乳香、没药等配伍；治火毒炽盛，痈肿疮毒，多与金银花、蒲公英等同用。

【用法用量】煎服，6～12g。清热凉血宜生用，活血祛瘀宜酒炙用。

【使用注意】血虚有寒、月经过多及孕妇不宜用。

赤芍　Chìsháo
《开宝本草》

赤芍为毛茛科多年生草本植物芍药或川赤芍的干燥根。生用，或炒用。

【性味归经】苦、微寒。归肝经。

【功效】清热凉血，散瘀止痛。

【临床应用】

1.**热入营血，温毒发斑，吐血衄血**　治温毒发斑，常与牡丹皮、生地黄等配伍；治血热吐衄，可与生地黄、大黄等配伍。

2.**经闭痛经，癥瘕腹痛，跌打损伤，痈肿疮疡**　治血热瘀滞，经闭痛经，常与益母草、丹参等同用；治血瘀癥瘕腹痛，可配伍桂枝、牡丹皮等；治跌打损伤，瘀肿疼痛，常与乳香、没药等同用；治热毒壅盛，痈肿疮疡，可配伍连翘、栀子等。

此外，本品还能清肝泻火，用治肝火上攻，目赤肿痛，或目生翳障，常与夏枯草、决明子等同用。

【用法用量】煎服，6～12g。

【使用注意】血虚经闭者不宜用。不宜与藜芦同用。

紫草　Zǐcǎo
《神农本草经》

紫草为紫草科多年生草本植物新疆紫草、内蒙古紫草的干燥根。生用。

【性味归经】甘、咸，寒。归心、肝经。

【功效】清热凉血，活血解毒，透疹消斑。

【临床应用】

1. 血热毒盛，斑疹紫黑，麻疹不透　治温毒发斑，斑疹紫黑，常配伍赤芍、蝉蜕等；治麻疹不透，疹色紫暗，兼咽喉肿痛，可与牛蒡子、山豆根等同用。

2. 疮疡，湿疹，水火烫伤　治痈肿疮疡，可与金银花、连翘等同用；治湿疹，可与黄连、黄柏等同用；治水火烫伤，可用植物油浸泡，外涂患处。

【用法用量】煎服，5～10g。外用适量，熬膏或用植物油浸泡涂擦。

【使用注意】本品性寒而滑利，脾虚便溏者忌服。

水牛角　Shuǐniújiǎo
《名医别录》

水牛角为牛科动物水牛的角。生用，或制为浓缩粉用。

【性味归经】苦，寒。归心、肝经。

【功效】清热凉血，解毒，定惊。

【临床应用】

1. 温病高热，神昏谵语，惊风，癫狂　治温热病热入营血，高热不退，神昏谵语，常与生地黄、金银花等配伍；若高热惊风抽搐，多与羚羊角、石膏等同用；治血热癫狂，可配伍石菖蒲、玄参等。

2. 发斑发疹，吐血衄血　治热入营血，发斑发疹、吐血衄血，可与生地黄、牡丹皮等同用。

此外，本品有清热解毒之功，用治热毒壅盛、咽喉肿痛、痈肿疮疡，可与黄连、黄芩等同用。

【用法用量】镑片或粗粉煎服，15～30g，宜先煎3小时以上。

【使用注意】脾胃虚寒者忌用。

第五节　清虚热药

本类药物性寒凉，主归肝、肾经，以清虚热、退骨蒸为主要功效，主要用于肝肾阴虚、虚火内扰所致的骨蒸潮热、午后发热、手足心热、虚烦不寐、盗汗遗精、舌红少苔、脉细数等。亦可用于温热病后期，邪热未尽，阴液伤耗，而致夜热早凉、热退无汗、舌质红绛、脉象细数等。

青蒿　Qīnghāo
《神农本草经》

青蒿为菊科一年生草本植物黄花蒿的干燥地上部分。生用。

【性味归经】苦、辛，寒。归肝、胆经。

【功效】清虚热，除骨蒸，解暑热，截疟。

【临床应用】

1. **温邪伤阴，夜热早凉**　治温病后期，余热未清，邪伏阴分，夜热早凉，热退无汗，或热病后低热不退等，常与鳖甲、知母等同用。

2. **阴虚发热，劳热骨蒸**　治阴虚发热、骨蒸劳热、潮热盗汗、五心烦热，多与银柴胡、鳖甲等同用。

3. **暑邪发热**　治外感暑热，头昏头痛、发热口渴等，常与连翘、滑石等同用。

4. **疟疾寒热**　治疟疾，可用大量鲜青蒿绞汁服用。

此外，亦有退黄之功，治湿热黄疸，可与茵陈、栀子等同用。

【用法用量】煎服，6～12g，不宜久煎；或鲜用绞汁服。

【使用注意】脾胃虚弱、肠滑泄泻者忌服。

地骨皮　Dìgǔpí
《神农本草经》

地骨皮为茄科落叶灌木植物枸杞或宁夏枸杞的干燥根皮。生用。

【性味归经】甘，寒。归肺、肝、肾经。

【功效】凉血除蒸，清肺降火。

【临床应用】

1. **阴虚发热，骨蒸盗汗**　治阴虚发热、骨蒸潮热、心烦盗汗，常与知母、银柴胡等配伍。

2. **咯血衄血**　治血热妄行所致吐血、衄血、尿血等，可单用煎服，或配白茅根、侧柏叶等同用。

3. **肺热咳嗽**　治肺火郁结，气逆不降，咳嗽气喘，常与桑白皮、甘草等同用。

此外，还能泄热而生津止渴，可治内热消渴，多与生地黄、天花粉等同用。

【用法用量】煎服，9～15g。

【使用注意】外感风寒发热及脾虚便溏者不宜用。

银柴胡　Yíncháihú
《本草纲目》

银柴胡为石竹科多年生草本植物银柴胡的干燥根。生用。

【性味归经】甘，微寒。归肝、胃经。

【功效】清虚热，除疳热。

【临床应用】

1.**阴虚发热，骨蒸劳热** 治阴虚发热、骨蒸劳热、潮热盗汗，多与地骨皮、青蒿同用。

2.**小儿疳热** 治小儿疳积发热、腹大消瘦、毛发焦枯，常与胡黄连、鸡内金等同用。

【**用法用量**】煎服，3～10g。

【**使用注意**】外感风寒、血虚无热者忌用。

第六章　泻下药

以泻下通便为主要功效，用于治疗里实积滞证的药物，称为泻下药。

泻下药为沉降之品，主归大肠经。主要功效为泻下通便，或清热泻火，或逐水退肿。主要适用于大便秘结，胃肠积滞，实热内盛及水饮停蓄等里实证。

泻下药根据作用特点及适应证的不同，分为攻下药、润下药及峻下逐水药三类。

应用作用较强的泻下药时，当奏效即止，切勿过剂，以免损伤胃气。妇女胎前产后及月经期应当忌用。对有毒性的泻下药，一定要严格遵守炮制法度，控制剂量，避免中毒，确保用药安全。

第一节　攻下药

本类药物多具苦寒沉降之性，主入胃、大肠经，具有较强的泻下通便作用，并具有清热泻火之功。主要用于肠胃积滞，里热炽盛，大便秘结，燥屎坚结，腹满急痛等里实证。

大黄　Dàhuáng

《神农本草经》

大黄为蓼科多年生草本植物掌叶大黄、唐古特大黄或药用大黄的干燥根和根茎。生用、酒炒、酒蒸或炒炭用。

【性味归经】苦，寒。归脾、胃、大肠、肝、心包经。

【功效】泻下攻积，清热泻火，凉血解毒，逐瘀通经，利湿退黄。

【临床应用】

1. **积滞便秘**　善治热结便秘，常与芒硝、厚朴等配伍；兼气血虚者，可与人参、当归等配伍；津伤者，常配伍麦冬、生地黄等。治脾阳不足，冷积便秘，多与附子、干姜等配伍。治湿热痢疾初起，腹痛里急后重者，可与黄连、木香配伍。

2. **目赤咽肿**　治目赤咽肿、口舌生疮、牙龈肿痛，多配伍黄芩、栀子等。

3. **血热吐衄**　治血热妄行之吐血、衄血、咯血，常与黄连、黄芩等配伍；治上消化道出血，可单味使用大黄粉内服。

4. **热毒疮肿**　治疮痈、丹毒初起，红肿疼痛，多与连翘、白芷等配伍；治瘀热壅滞之肠痈，可与牡丹皮、桃仁等配伍。

5. **瘀血诸证**　治蓄血证，多与桃仁、芒硝等配伍；治妇女闭经、月经不调及产后瘀滞腹痛，常与当归、芍药等同用；治跌打损伤、瘀肿疼痛，常与当归、红花等配伍。

6. **黄疸，淋证** 治湿热黄疸，可与茵陈、栀子等配伍；治湿热淋证，常配伍木通、车前子等。

【用法用量】煎服，3～15g；外用适量，研末敷于患处。生大黄泻下力强，欲攻下宜生用，入汤剂宜后下，或用开水泡服。

【使用注意】脾胃虚弱者慎用；孕妇及月经期、哺乳期慎用。

芒硝 Mángxiāo
《名医别录》

芒硝为硫酸盐类矿物芒硝族芒硝，经加工精制而成的结晶体。主含含水硫酸钠（ $Na_2SO_4 \cdot 10H_2O$ ）。

【性味归经】咸、苦，寒。归胃、大肠经。

【功效】泻下通便，润燥软坚，清火消肿。

【临床应用】

1. **积滞便秘** 治大便燥结、腹满胀痛等，常与大黄相须为用。

2. **口疮，咽痛，目赤，疮痈肿痛** 治咽喉肿痛、口舌生疮，可与冰片、硼砂等研末吹患处，亦可置西瓜中制成西瓜霜外用；治目赤肿痛，可用玄明粉化水滴眼；治乳痈初起、肠痈、丹毒、皮肤疮痈等，可用本品配冰片外敷。单用本品，煎汤外洗，可治痔疮肿痛。

此外，本品外敷尚可回乳。

【用法用量】冲入药汁内或开水溶化后服，6～12g。外用适量。

【使用注意】孕妇慎用；不宜与硫黄、三棱同用。

番泻叶 Fānxièyè
《饮片新参》

番泻叶为豆科植物狭叶番泻或尖叶番泻的干燥小叶。生用。

【性味归经】甘、苦，寒。归大肠经。

【功效】泄热行滞，通便，利水。

【临床应用】

1. **热结便秘** 治热结便秘、习惯性便秘及老人便秘，单味泡服。借其泻下导滞，以清洁肠道，用于X线腹部摄片及腹部、肛门疾病手术前。

2. **腹水肿胀** 治腹水肿胀、二便不利，单用泡服，或配伍牵牛子、大腹皮等。

【用法用量】煎服，2～6g，后下，或开水泡服。

【使用注意】妇女哺乳期、月经期及孕妇慎用。剂量过大，偶有恶心、呕吐、腹痛等副作用。

第二节　润下药

本类药多为植物种子或种仁，富含油脂，味甘质润，多入脾、大肠经，具有润燥滑肠功效，使大便易于排出，作用和缓。适用于年老、体弱、久病、产后所致津枯、阴虚、血虚之便秘。

火麻仁　Huǒmárén
《神农本草经》

火麻仁为桑科一年生草本植物大麻的干燥成熟种子。生用或炒用，用时捣碎。

【性味归经】甘，平。归脾、胃、大肠经。

【功效】润肠通便。

【临床应用】

肠燥便秘　治老人、产妇及体弱津血不足之肠燥便秘，可单用煮粥服，亦可配伍白术、当归、熟地黄、麦冬等同用；治肠胃燥热，脾约便秘之证，可配伍大黄、厚朴等。

【用法用量】煎服，10～15g，打碎入煎。

郁李仁　Yùlǐrén
《神农本草经》

郁李仁为蔷薇科植物落叶灌木欧李、郁李或长柄扁桃的干燥成熟种子。生用，用时捣碎。

【性味归经】辛、苦、甘，平。归脾、大肠、小肠经。

【功效】润肠通便，下气利水。

【临床应用】

1.**肠燥便秘**　治气滞腹胀、肠燥便秘，多与柏子仁、杏仁等配伍；治血虚肠燥便秘，可配伍当归、何首乌等。

2.**水肿胀满，脚气浮肿**　治水肿胀满、脚气浮肿、小便不利，常与陈皮、桑白皮等配伍。

【用法用量】煎服，6～10g，打碎入煎。

【使用注意】孕妇慎用。

第三节　峻下逐水药

本类药物大多苦寒有毒，药力峻猛，服药后能引起剧烈腹泻，部分药物兼能利尿，使体内潴留的水液从二便排出，从而消除肿胀。适用于全身水肿、胸腹积水及痰饮积聚、喘满壅实等正气未衰之证。

甘遂 Gānsuí

《神农本草经》

甘遂为大戟科多年生草本植物甘遂的干燥块根。内服醋炙后用，外用生用。

【性味归经】苦，寒；有毒。归肺、肾、大肠经。

【功效】泻水逐饮，消肿散结。

【临床应用】

1. **水肿，鼓胀，胸胁停饮** 治大腹肿满，胸胁停饮而正气未衰者，可单用研末服，或与大戟、芫花同用；治水饮与热邪结聚所致的结胸证，可配伍大黄、芒硝等。

2. **风痰癫痫** 治风痰癫痫，可用甘遂为末，入猪心煨后，与朱砂末为丸服。

3. **疮痈肿毒** 治疮痈肿毒，可用甘遂末水调外敷。

【用法用量】多入丸散用，0.5～1.5g，内服醋炙以减轻毒性。外用适量，生用。

【使用注意】孕妇禁用；不宜与甘草同用。有效成分不溶于水，多入丸散剂。

牵牛子 Qiānniúzǐ

《名医别录》

牵牛子为旋花科一年生缠绕性草质藤本植物裂叶牵牛或圆叶牵牛的干燥成熟种子。生用或炒用。

【性味归经】苦，寒；有毒。归肺、肾、大肠经。

【功效】泻水通便，消痰涤饮，杀虫攻积。

【临床应用】

1. **水肿胀满，二便不通** 治水肿、鼓胀、二便不利且正气未衰者，可以本品研末服，或配伍甘遂、京大戟等。治热结便秘，单用本品，或配伍大黄、槟榔等；治食积便结，可与莱菔子配伍。

2. **痰壅喘咳** 治肺气壅滞、痰饮咳喘、面目浮肿者，常与葶苈子、杏仁等配伍。

3. **虫积腹痛** 治蛔虫、绦虫及虫积腹痛者，可与槟榔、使君子等配伍。

【用法用量】煎服，3～6g。入丸散服，每次1.5～3g。炒用药性减缓。

【使用注意】孕妇禁用；不宜与巴豆、巴豆霜同用。

第七章 祛风湿药

凡以祛除风湿、解除痹痛为主要作用，用于治疗风湿痹证的药物，称为祛风湿药。

本类药物多辛香苦燥走散，性或温或凉，主入肝、肾经，具有祛风除湿之功效，能祛除留着于肌肉、经络、筋骨的风湿之邪，有的还兼有止痹痛、通经络、强筋骨等作用。主要用于风湿痹痛、筋脉拘挛、麻木不仁、半身不遂、腰膝酸痛、下肢痿弱等。

祛风湿药的药性、功效及临床应用不同，一般将其分为祛风寒湿药、祛风湿热药和祛风湿强筋骨药三类。

痹证多属慢性疾病，为服用方便，可制成酒或丸散剂。辛温性燥的祛风湿药易伤阴耗血，阴血亏虚者慎用。有毒之品，应注意其炮制、配伍、剂型、剂量、煎法等，以防中毒。

第一节 祛风寒湿药

本类药物味多辛、苦，性温，入肝、脾、肾经。具有较好的祛风、除湿、散寒止痛、通经络等作用，尤以止痛为其特点，主要适用于风寒湿痹，肢体关节疼痛，痛有定处，遇寒加重等。

独活 Dúhuó

《神农本草经》

独活为伞形科多年生草本重齿毛当归的干燥根。生用。

【性味归经】辛、苦，微温。归肾、膀胱经。

【功效】祛风除湿，通痹止痛。

【临床应用】

1.风寒湿痹 治风寒湿痹证，肌肉、腰背、手足疼痛，多配伍防风、附子等；治痹证日久正虚、腰膝酸软、关节屈伸不利者，常配桑寄生、杜仲等。

2.风寒夹湿表证 治外感风寒夹湿所致的头痛头重，一身尽痛，常与羌活、藁本等同用。

此外，其祛风湿之功，亦治皮肤瘙痒，内服或外洗皆可。其止痛之功，可治风扰肾经，伏而不出之少阴头痛等。

【用法用量】煎服，3～10g。外用适量。

【使用注意】阴虚及血燥者慎用。

威灵仙　Wēilíngxiān
《新修本草》

威灵仙为毛茛科草质藤本威灵仙、棉团铁线莲或东北铁线莲的干燥根及根茎。生用。

【性味归经】辛、咸，温。归膀胱经。

【功效】祛风湿，通经络。

【临床应用】

风湿痹痛　宜于风邪偏盛，拘挛掣痛者，可单用为末服；治风寒腰背疼痛，可与当归、肉桂同用。

此外，本品兼有软化作用，用治诸骨鲠喉，可单用或与砂糖、醋煎后慢慢咽下。尚有宣通经络、止痛之功，可治跌打伤痛、头痛、牙痛、胃脘痛等。

【用法用量】煎服，6 ~ 10g。外用适量。

【使用注意】本品辛散走窜，气血虚弱者慎服。

木瓜　Mùguā
《名医别录》

木瓜为蔷薇科落叶灌木贴梗海棠的干燥近成熟果实。生用。

【性味归经】酸，温。归肝、脾经。

【功效】舒筋活络，和胃化湿。

【临床应用】

1. **风湿痹证**　治风湿痹痛、腰膝关节酸重疼痛，多配威灵仙、蕲蛇等同用；治筋急项强，不可转侧，常配伍乳香、没药等；治脚膝疼重，不能远行久立者，可与羌活、独活等配伍。

2. **脚气水肿**　治脚气水肿、疼痛不可忍者，可配伍吴茱萸、槟榔等。

3. **吐泻转筋**　治湿浊中阻之腹痛吐泻转筋，偏寒者，多配伍吴茱萸、茴香等同用；偏热者，可配蚕沙、薏苡仁等同用。

此外，本品尚有消食作用，用于消化不良；并能生津止渴，可治津伤口渴。

【用法用量】煎服，6 ~ 9g。

【使用注意】内有郁热、小便短赤者忌服。

第二节　祛风湿热药

本类药物味多辛、苦，性寒，入肝、脾、肾经。具有较好的祛风、除湿、通络止痛、清热消肿等作用，主要适用于风湿热痹、关节红肿热痛等。

秦艽　Qínjiāo

《神农本草经》

秦艽为龙胆科多年生草本秦艽、麻花秦艽、粗茎秦艽或小秦艽的干燥根。生用。

【性味归经】辛、苦，平。归胃、肝、胆经。

【功效】祛风湿，清湿热，止痹痛，退虚热。

【临床应用】

1.**风湿痹证**　治风湿热痹，关节红肿疼痛，多与防己、牡丹皮等同用；治风寒湿痹，肢节疼痛拘挛，可与天麻、羌活等同用。

2.**中风半身不遂**　治中风半身不遂、口眼㖞斜、四肢拘急、舌强不语等，单用大量水煎服即能奏效；兼恶风恶寒者，多配升麻、葛根等同用；兼血虚者，常配当归、熟地黄等同用。

3.**骨蒸潮热，疳积发热**　治骨蒸日晡潮热，常配伍青蒿、地骨皮等；治小儿疳积发热，可配伍薄荷、炙甘草等同用。

4.**湿热黄疸**　治湿热黄疸，单用为末服；亦可配茵陈、栀子等同用。

此外，本品尚能治痔疮肿毒等。

【用法用量】煎服，3～10g。

防己　Fángjǐ

《神农本草经》

防己为防己科木质藤本粉防己的干燥根。生用。

【性味归经】苦，寒。归膀胱、肺经。

【功效】祛风止痛，利水消肿。

【临床应用】

1.**风湿痹证**　治风湿热痹，肢体酸重，关节红肿疼痛，以及湿热身痛者，常与滑石、薏苡仁等配伍；治风寒湿痹，四肢挛急者，多配伍麻黄、肉桂等。

2.**水肿，小便不利，脚气**　治湿热腹胀水肿，可配伍椒目、葶苈子等；治风邪外袭，水湿内阻之风水证，多与黄芪、白术等同用；若治一身悉肿，小便短少者之皮水证，常配伍茯苓、黄芪等；治脚气足胫肿痛、重着、麻木，多与吴茱萸、木瓜等同用。

此外，本品尚可用治湿疹疮毒。

【用法用量】煎服，5～10g。

【使用注意】胃纳不佳及阴虚体弱者慎服。

豨莶草　Xīxiāncǎo

《新修本草》

豨莶草为菊科一年生草本豨莶、腺梗豨莶或毛梗豨莶的干燥地上部分。生用或黄酒蒸制用。

【性味归经】辛、苦，寒。归肝、肾经。

【功效】祛风湿，利关节，解毒。

【临床应用】

1. **风湿痹痛，中风半身不遂** 治风湿痹痛、筋骨无力、腰膝酸软、四肢麻痹，可单用为丸服；治中风口眼㖞斜、半身不遂者，常配伍蕲蛇、黄芪等。

2. **风疹，湿疮，疮痈** 治风疹湿疮，可单用内服或外洗，亦可配蒺藜、地肤子等；治疮痈肿毒，红肿热痛者，常配伍蒲公英、野菊花等。

【用法用量】煎服，9～12g。外用适量。治风湿痹痛，半身不遂宜制用，治风疹、疮痈宜生用。

第三节 祛风湿强筋骨药

本类药物主入肝、肾经。除祛风除湿外，兼有一定的补肝肾、强筋骨的作用，主要适用于风湿日久，肝肾虚损，腰膝酸软，脚弱无力等。

五加皮 Wǔjiāpí
《神农本草经》

五加皮为五加科落叶小灌木细柱五加的干燥根皮。生用。

【性味归经】辛、苦，温。归肝、肾经。

【功效】祛风除湿，补益肝肾，强筋健骨，利水消肿。

【临床应用】

1. **风湿痹证** 治风湿痹证，腰膝疼痛，筋脉拘挛，可单用或配伍当归、牛膝等。

2. **筋骨痿软，小儿行迟，体虚乏力** 治肝肾不足，筋骨痿软者，多配伍杜仲、牛膝等；治小儿行迟，可与龟甲、牛膝等同用。

3. **水肿，脚气** 治水肿、小便不利，常配伍茯苓皮、大腹皮；若风寒湿壅滞之脚气肿痛，可配远志同用。

【用法用量】煎服，5～10g；或酒浸，入丸、散服。

桑寄生 Sāngjìshēng
《神农本草经》

桑寄生为桑寄生科常绿小灌木桑寄生的干燥带叶茎枝。生用。

【性味归经】苦、甘，平。归肝、肾经。

【功效】祛风湿，补肝肾，强筋骨，安胎元。

【临床应用】

1. **风湿痹证** 治痹证日久，伤及肝肾，腰膝酸软、筋骨无力者，常与独活、杜仲等同用。

2.崩漏经多，妊娠漏血，胎动不安 治肝肾亏虚、月经过多、崩漏、妊娠下血、胎动不安者，多配伍阿胶、续断等。

【用法用量】煎服，9 ～ 15g。

第八章　化湿药

　　以化湿运脾为主要功效，用于治疗湿阻中焦的药物，称为化湿药，又称芳香化湿药。

　　本类药物多辛香温燥，主归脾、胃经，具有化湿健脾、和中开胃之功。适用于脾为湿困、运化失健所致的脘腹痞满、呕吐泛酸、大便溏薄、食少体倦、舌苔白腻等。此外，部分药物兼有解暑、行气、止呕、止泻等作用，故暑温、湿温、中焦气滞、呕吐、泄泻等亦可选用。

　　本类药物多属辛温香燥之品，易耗气伤阴，故气虚及阴虚血燥者慎用。又因其气味芳香，大多含挥发油，故入汤剂不宜久煎，以免药效降低。

广藿香　Guǎnghuòxiāng

《名医别录》

广藿香为唇形科多年生草本植物广藿香的干燥地上部分。生用，或鲜用。

【性味归经】辛，微温。归脾、胃、肺经。

【功效】芳香化湿，和中止呕，发表解暑。

【临床应用】

1. 湿阻中焦　治湿浊中阻所致之脘腹痞满、少食欲呕、神疲体倦、大便溏薄等，常与苍术、厚朴等配伍。

2. 呕吐　治寒湿中阻所致之呕吐，常与半夏、丁香等配伍；治湿热呕吐，多与黄连、竹茹等配伍；治脾胃虚弱，胃气上逆之恶心呕吐，常与党参、白术等配伍；治妊娠恶阻，恶心呕吐，可与砂仁、紫苏梗等配伍。

3. 暑湿，湿温初起　治暑月外感风寒，内伤生冷所致恶寒发热、头痛、脘腹痞闷、呕恶吐泻，多与厚朴、紫苏等配伍；治湿温初起，湿热俱重，常与黄芩、滑石等配伍。

【用法用量】煎服，3～10g，鲜品加倍。藿香叶偏于发表；藿香梗偏于和中。鲜藿香气味芳香，夏季可泡水代茶饮，作为清凉解暑饮料。

【使用注意】阴虚血燥者不宜服用。

佩兰　Pèilán

《神农本草经》

佩兰为菊科多年生草本植物佩兰的干燥地上部分。生用或鲜用。

【性味归经】辛，平。归脾、胃、肺经。

【功效】芳香化湿，醒脾开胃，发表解暑。

【临床应用】

1. **湿阻中焦**　治湿阻中焦之脘痞腹胀、呕恶不食，每与广藿香相须为用；尤善治脾经湿热，口中甜腻、多涎、口臭，可单用煎汤服用，亦常与黄芩、黄连等配伍。

2. **暑湿，湿温初起**　治暑湿证，见恶寒发热、头胀痛、腹胀、胸闷纳呆、舌苔白腻，常与广藿香、荷叶等配伍；治湿温初起，发热恶寒，肢体困倦，脘腹胀痛，可与藿香叶、薄荷叶等配伍。

【用法用量】煎服，3～10g，鲜品加倍。

苍术　Cāngzhú
《神农本草经》

苍术为菊科多年生草本植物茅苍术或北苍术的干燥根茎。生用或麸炒用。

【性味归经】辛，苦，温。归脾、胃、肝经。

【功效】燥湿健脾，祛风散寒，明目。

【临床应用】

1. **湿阻中焦**　治湿阻中焦，脾失健运所致的脘腹胀满、呕恶食少、吐泻乏力、肢体倦怠、舌苔白腻等，常与厚朴、陈皮等配伍；治痰饮、水肿，常与茯苓、猪苓等配伍；治暑湿或湿温，可与黄芩、滑石等配伍。

2. **风湿痹证**　治风寒痹证湿邪偏胜者，常与羌活、薏苡仁等配伍；治湿热痹痛，常与石膏、知母等配伍；治湿热下注之脚膝肿痛，或痿软无力，多与黄柏相须为用；治湿热下注之阴痒、带下黄白，每与栀子、龙胆等配伍。

3. **风寒夹湿之表证**　治外感风寒表证夹湿者，常与防风、羌活等配伍。

4. **夜盲，眼目昏涩**　治夜盲症及眼目昏涩，可单用，或与羊肝、猪肝等煎煮同食。

【用法用量】煎服，3～9g。生用燥性强，炒用燥性稍减。

【使用注意】阴虚内热、气虚多汗者忌用。

厚朴　Hòupò
《神农本草经》

厚朴为木兰科落叶乔木植物厚朴或凹叶厚朴的干燥干皮、根皮及枝皮。生用或姜汁炙用。

【性味归经】苦、辛，温。归脾、胃、肺、大肠经。

【功效】燥湿消痰，下气除满。

【临床应用】

1. **湿阻中焦**　治湿阻中焦，脾胃气滞之脘腹胀满、不思饮食、嗳气吞酸、倦怠便溏等，多与苍术、陈皮等配伍。

2. **胃肠气滞**　治脾胃气滞，脘腹胀痛，大便不通，常与枳实、大黄配伍；治食积不化，脘腹胀痛，嗳腐吞酸，可与枳实、麦芽等配伍；治脾虚气滞，食少体倦，脘腹胀满，常与人参、白术等配伍。

3. **痰饮喘咳**　治痰饮阻肺，咳喘短气，胸膈满闷，多与苏子、半夏等配伍；治寒饮化热，胸闷气喘，喉间痰声辘辘，烦躁不安，常与石膏、麻黄等配伍；治宿有喘病，又外感风寒而发者，可与桂枝、杏仁等配伍。

此外，治痰气互结咽喉之梅核气，咽中如有物阻，咯吐不出，吞咽不下，常与半夏、茯苓等配伍。

【用法用量】煎服，3～10g。

【使用注意】气虚津亏者及孕妇慎用。

砂仁　Shārén

《药性论》

砂仁为姜科多年生草本植物阳春砂、绿壳砂或海南砂的干燥成熟果实。生用，用时捣碎。

【性味归经】辛，温。归脾、胃、肾经。

【功效】化湿开胃，温脾止泻，理气安胎。

【临床应用】

1. **湿阻中焦**　治湿阻中焦，脘腹痞闷、食少纳呆、呕吐泄泻等，常与豆蔻相须为用；治寒湿中阻，脘腹胀满冷痛、食少腹泻，多与干姜、厚朴等配伍；治中焦湿阻气滞证，可与木香、枳实等配伍；治中焦寒湿气滞兼脾胃气虚者，可与人参、白术等配伍。

2. **脾胃虚寒，呕吐泄泻**　治脾胃虚寒之呕吐泄泻，可单用研末吞服，或与干姜、炒白术等配伍。

3. **妊娠恶阻，胎动不安**　治妊娠气滞恶阻及胎动不安，常与苏梗、白术等配伍；治气血不足之胎动不安，可与人参、当归等配伍；治肾虚胎元不固、胎动不安，常与杜仲、续断等配伍。

【用法用量】煎服，3～6g，后下。

【使用注意】阴虚血燥、火热内炽者慎用。

豆蔻　Dòukòu

《开宝本草》

豆蔻为姜科多年生草本植物白豆蔻或爪哇白豆蔻的干燥成熟果实。生用，用时捣碎。

【性味归经】辛，温。归肺、脾、胃经。

【功效】化湿行气，温中止呕，开胃消食。

【临床应用】

1. **湿阻中焦，脾胃气滞**　治湿阻中焦及脾胃气滞所致之脘腹胀满、不思饮食，常与砂仁、陈皮等配伍；治脾虚湿阻气滞所致的胸腹虚胀、食少纳呆、倦怠无力，多与白术、人参等配伍。

2.湿温初起　治湿温初起，湿邪偏重之胸闷不饥、头痛身重，常与杏仁、薏苡仁等配伍；若热重于湿者，常与黄芩、滑石等配伍。

3.呕吐　治寒湿中阻气滞之呃逆，可单用研末服，或与广藿香、半夏等配伍；治小儿胃寒吐乳不食者，可与砂仁、甘草等配伍。

4.食积不化　治食积不化之脘腹胀痛、不思饮食，常与莱菔子、山楂等配伍。

【**用法用量**】煎服，3～6g，后下。

【**使用注意**】阴虚血燥者慎用。

草果　Cǎoguǒ
《饮膳正要》

草果为姜科多年生草本植物草果的干燥成熟果实。生用、炒用或姜汁炙用。

【**性味归经**】辛，温。归脾、胃经。

【**功效**】燥湿温中，截疟除痰。

【**临床应用**】

1.寒湿中阻　治寒湿中阻之脘腹冷痛、呕吐、泄泻，常与吴茱萸、干姜等配伍。

2.疟疾　治疟疾寒热，可与槟榔、常山等配伍。

【**用法用量**】煎服，3～6g。

【**使用注意**】阴虚血少者忌用，年老体弱者慎用。

第九章　利水渗湿药

以通利水道、渗泄水湿为主要功效，用于治疗水湿内停病证的药物，称为利水渗湿药。

本类药物味多甘淡，性平或寒凉，作用趋于下行，归膀胱、肾、肝、胆经。主要功效为利水渗湿，主治水湿内停引起的水肿、小便不利、淋证、黄疸、痰饮、泄泻、带下、湿疮、湿温、湿痹等。

根据利水渗湿药的性能特点及功效主治之不同，大致可分为利水消肿药、利尿通淋药、利湿退黄药三类。

本类药物易耗伤津液，故阴亏津少、肾虚遗精、遗尿者应慎用或忌用；有些药物有较强的通利作用，孕妇慎用或忌用。

第一节　利水消肿药

本类药物味多甘淡，性平或微寒，以利水消肿为主要功效，主要用于水湿内停之水肿、小便不利及痰饮、泄泻等。

茯苓　Fúlíng
《神农本草经》

茯苓为多孔菌科真菌茯苓的干燥菌核。生用。

【**性味归经**】甘、淡，平。归脾、肾、心经。

【**功效**】利水渗湿，健脾，安神。

【**临床应用**】

1. **水肿，小便不利**　治水湿内停所致之水肿、小便不利，常与泽泻、猪苓等同用；治脾肾阳虚水肿，可与附子、生姜同用；治水热互结、阴虚小便不利、水肿，可与滑石、泽泻等配伍。

2. **痰饮**　治湿痰，常配伍半夏、陈皮；治痰饮之目眩心悸，多与桂枝、白术等同用；治饮停于胃而呕吐者，每与半夏、生姜等相伍。

3. **脾虚泄泻**　治脾虚湿盛泄泻，可与山药、白术等同用；治疗脾胃虚弱，倦怠乏力，食少便溏，常配伍人参、白术同用。

4. **心悸失眠**　治心脾两虚、气血不足之心悸、失眠、健忘，常与黄芪、当归等同用；治心气虚，惊恐而不安卧者，每与人参、龙齿配伍。

【用法用量】煎服，10 ~ 15g。

薏苡仁 Yìyǐrén
《神农本草经》

薏苡仁为禾本科多年生草本植物薏苡的干燥成熟种仁。生用或炒用。

【性味归经】甘、淡，凉。归脾、胃、肺经。

【功效】利水渗湿，健脾止泻，除痹，清热排脓。

【临床应用】

1.**水肿，小便不利** 治水湿内停之水肿、小便不利，常与茯苓、猪苓等配伍；对脾虚湿盛之水肿腹胀、小便不利，多与茯苓、白术等同用；治脚气浮肿，可与防己、木瓜等同用。

2.**脾虚泄泻** 治脾虚湿盛之泄泻，常与人参、茯苓等同用。

3.**湿痹** 治湿痹而筋脉拘挛疼痛，多与独活、防风同用；治风湿热痹，可与防己、滑石等配伍；治风湿日久，筋脉挛急、水肿，可用薏苡仁煮粥服；治风湿在表，身痛发热者，可与麻黄、苦杏仁等合用。

4.**肺痈、肠痈** 治肺痈胸痛，咳吐腥臭脓痰者，常与苇茎、冬瓜仁等配伍；治肠痈腹痛，可与附子、败酱草等同用。

【用法用量】煎服，9 ~ 30g。清利湿热宜生用，健脾止泻宜炒用。

猪苓 Zhūlíng
《神农本草经》

猪苓为多孔菌科真菌猪苓的干燥菌核。生用。

【性味归经】甘、淡，平。归肾、膀胱经。

【功效】利水渗湿。

【临床应用】

水肿，小便不利，泄泻，淋证 治水湿内停之水肿、小便不利，可单用或与茯苓、泽泻等配伍；若水热互结，阴虚小便不利、水肿，则与滑石、泽泻等同用；治湿盛泄泻，常与茯苓、白术配用；治热淋，小便不通，淋沥涩痛，可配生地黄、滑石等同用。

【用法用量】煎服，6 ~ 12g。

泽泻 Zéxiè
《神农本草经》

泽泻为泽泻科多年生沼生草本植物泽泻的干燥块茎。生用、麸炒或盐水炒用。

【性味归经】甘、淡，寒。归肾、膀胱经。

【功效】利水渗湿，泄热。

【临床应用】

1.**水肿，小便不利，痰饮，泄泻** 治水湿内停之水肿、小便不利，常与茯苓、猪苓配伍；治痰饮停聚，清阳不升之头目昏眩，可配白术同用；治脾湿过盛，浮肿泄泻，多与厚朴、苍术配用。

2. 淋证，带下　治湿热所致淋证及妇人带下，常与木通、车前子等同用。

此外，治肾阴不足，相火亢盛之遗精盗汗、耳鸣腰酸，常与熟地黄、山茱萸等配伍。

【用法用量】煎服，6～10g。

第二节　利尿通淋药

本类药物多味苦或甘淡，性寒凉，以利尿通淋为主要功效，主要用于下焦湿热所致小便短赤、热淋、血淋、石淋、膏淋等病证。

车前子　Chēqiánzǐ

《神农本草经》

车前子为车前科多年生草本植物车前或平车前的干燥成熟种子。生用或盐水炙用。

【性味归经】甘，寒。归肝、肾、肺、小肠经。

【功效】利尿通淋，渗湿止泻，清肝明目，清肺化痰。

【临床应用】

1. 淋证，水肿，小便不利　治湿热蕴结于膀胱所致的小便淋沥涩痛者，常与木通、滑石等同用；治水湿停滞之水肿、小便不利，可与猪苓、茯苓等配伍；治病久肾虚，腰重脚肿，可与牛膝、熟地黄等同用。

2. 泄泻　治小便不利之水泻，可单用本品研末，米饮送服；治暑湿泄泻，可与香薷、茯苓等同用；治脾虚湿盛泄泻，可配白术、茯苓等同用。

3. 目赤肿痛，目暗昏花　治肝热目赤涩痛，常与菊花、决明子等同用；治肝肾阴亏，两目昏花，多配熟地黄、菟丝子等同用。

4. 痰热咳嗽　治肺热咳嗽痰多，每与黄芩、瓜蒌等同用。

【用法用量】煎服，9～15g。包煎。

【使用注意】肾虚精滑及内无湿热者慎用。

滑石　Huáshí

《神农本草经》

滑石为硅酸盐类矿物滑石族滑石，主含含水硅酸镁 $[Mg_3 \cdot (Si_4O_{10}) \cdot (OH)_2]$。研粉用，或水飞晾干用。

【性味归经】甘、淡，寒。归膀胱、肺、胃经。

【功效】利尿通淋，清热解暑，外用收湿敛疮。

【临床应用】

1. 热淋，石淋　治湿热下注，热结膀胱之小便淋沥涩痛，常与木通、车前子等同用；治石淋，可与海金沙、金钱草等配伍。

2.**暑温，湿温**　治暑热烦渴，小便短赤，可与甘草同用；治湿温初起及暑温夹湿，头痛恶寒，身重胸闷，则与薏苡仁、白蔻仁等合用。

3.**湿疮，湿疹，痱子**　治湿疮、湿疹，可单用或与枯矾、黄柏等为末，撒布患处；治痱子，则每与薄荷、甘草等配制成痱子粉外用。

【用法用量】煎服，10 ～ 20g，宜包煎。外用适量。

【使用注意】脾虚及热病津伤者慎用。

木通　Mùtōng

《神农本草经》

木通为木通科植物木通、三叶木通或白木通的干燥藤茎。生用。

【性味归经】苦，寒。归心、小肠、膀胱经。

【功效】利尿通淋，清心除烦，通经下乳。

【临床应用】

1.**淋证，水肿，小便不利**　治湿热蕴结于膀胱所致的小便短赤、淋沥涩痛者，常与车前子、滑石等同用；治水湿停滞之水肿、小便不利，可与猪苓、桑白皮等配伍。

2.**口舌生疮，心烦尿赤**　治心火上炎，口舌生疮，或心火下移小肠所致的心烦尿赤等，常与生地黄、竹叶等同用。

3.**血瘀经闭，乳少**　治血瘀经闭，常配桃仁、红花等同用；治乳汁不通或乳少，每与王不留行、穿山甲等同用。

4.**湿热痹证**　治湿热痹痛，可与防己、秦艽等同用。

【用法用量】煎服，3 ～ 6g。

【使用注意】内无湿热及津亏、精滑者慎用。

石韦　Shíwéi

《神农本草经》

石韦为水龙骨科多年生常绿植物庐山石韦、石韦或有柄石韦的干燥叶。生用。

【性味归经】甘，苦，微寒。归肺、膀胱经。

【功效】利尿通淋，清肺止咳，凉血止血。

【临床应用】

1.**淋证**　治热淋，常与滑石为末服；治血淋，多与当归、蒲黄等同用；治石淋，常与鸡内金、金钱草等配伍。

2.**肺热咳喘**　治肺热咳喘痰多，可与鱼腥草、黄芩等同用。

3.**血热出血**　治血热妄行之吐血、衄血、尿血、崩漏，可单用或配伍侧柏叶、小蓟等。

【用法用量】煎服，6 ～ 12g。

萆薢　Bìxiè
《神农本草经》

萆薢为薯蓣科多年生草本植物绵萆薢、福州薯蓣或粉背薯蓣的干燥根茎。生用。

【性味归经】苦，平。归肾、胃经。

【功效】利湿浊，祛风湿。

【临床应用】

1.**膏淋，带下**　治膏淋，小便混浊，白如米泔，常与乌药、益智仁等配伍；治湿浊下注之带下，可与猪苓、白术等同用。

2.**风湿痹证**　治风湿痹证，腰膝酸痛，关节屈伸不利，偏于寒湿者，可与附子、牛膝等同用；属湿热者，则与黄柏、防己等配伍。

【用法用量】煎服，10～15g。

第三节　利湿退黄药

本类药物多味苦、性寒凉，以清利湿热、利胆退黄为主要功效，主要用于湿热黄疸，症见目黄、身黄、小便黄等。

茵陈　Yīnchén
《神农本草经》

茵陈为菊科植物滨蒿或茵陈蒿的干燥地上部分。生用。

【性味归经】苦、辛，微寒。归脾、胃、肝、胆经。

【功效】清利湿热，利胆退黄。

【临床应用】

1.**黄疸**　茵陈乃治黄疸之要药，无论阳黄、阴黄均可配伍应用。若湿热郁蒸，身目发黄，黄色鲜明，小便短赤，常与栀子、大黄配伍；对寒湿郁滞，黄色晦暗之阴黄，则须配伍附子、干姜等。

2.**湿温，湿疮，湿疹**　治湿温证湿热并重者，多与滑石、黄芩等同用；治湿疮、湿疹，可单用，或与苦参、白鲜皮等同煎。

【用法用量】煎服，6～15g。外用适量，煎汤熏洗。

金钱草　Jīnqiáncǎo
《本草纲目拾遗》

金钱草为报春花科植物过路黄的干燥全草。生用。

【性味归经】甘、咸，微寒。归肝、胆、肾、膀胱经。

【功效】利湿退黄，利尿通淋，解毒消肿。

【临床应用】

1.**湿热黄疸，胆胀胁痛** 治湿热黄疸，常与茵陈、栀子等同用；用于肝胆结石引起的胁肋胀痛，可配伍柴胡、郁金等。

2.**石淋，热淋** 本品善消结石，尤宜用于石淋，可单用大剂量煎汤代茶，或与海金沙、鸡内金等同用；治热淋，小便涩痛，常与车前子、萹蓄等同用。

3.**痈肿疔疮，蛇虫咬伤** 治热毒痈肿、毒蛇咬伤，可用鲜品捣汁内服或捣烂外敷，亦可与蒲公英、野菊花等同用。

【用法用量】煎服，15～60g。外用适量。

第十章　温里药

以温里祛寒为主要功效，用于治疗里寒证的药物，称为温里药。

本类药均味辛而性温热，主归脾、胃经，兼入肾、肝、心、肺经。主要功效为温里祛寒，温经止痛，个别药物还能助阳、回阳，故可用治里寒证。

本类药因其主要归经的不同而有多种效用，但均能温中散寒止痛，用治外寒直中脾胃或脾胃虚寒证，症见脘腹冷痛、呕吐泄泻、舌淡苔白等。部分药物或能暖肝散寒止痛，用治寒侵肝经证之少腹冷痛、寒疝作痛、厥阴头痛等；或能温肾助阳，用治肾阳不足证之阳痿宫冷、腰膝冷痛、夜尿频多、滑精遗尿等；或能温阳通脉，用治心肾阳虚证之心悸怔忡、畏寒肢冷、小便不利、肢体浮肿等；或能温肺化饮，用治肺寒痰饮证之痰鸣喘咳、痰白清稀、舌淡苔白滑等。少数药能回阳救逆，用治亡阳证之畏寒蜷卧、汗出神疲、四肢厥逆、脉微欲绝等。

本类药物多辛热燥烈，易助火伤阴，凡实热证、阴虚火旺、津血亏虚者忌用；孕妇慎用。部分药物有毒，应注意炮制、用法及剂量，以免中毒。

附子　Fùzǐ

《神农本草经》

附子为毛茛科多年生草本植物乌头的子根的加工品。

【性味归经】辛、甘，大热；有毒。归心、肾、脾经。

【功效】回阳救逆，补火助阳，散寒止痛。

【临床应用】

1. 亡阳证　治久病阳衰，阴寒内盛，或大汗、大吐、大泻所致四肢厥冷、脉微欲绝，常与干姜同用；治亡阳兼气虚欲脱，常与人参同用。

2. 阳虚证　治肾阳虚衰之阳痿滑精、宫寒不孕、腰膝冷痛，常与肉桂、鹿角胶等同用；治脾肾阳虚之肢体浮肿、小便不利，常与白术、茯苓等同用；治心阳衰弱之胸痹心痛、心悸气短，可与桂枝等同用。

3. 寒湿痹证　治风寒湿痹，周身关节疼痛，尤善治寒痹痛剧者，可与桂枝、白术等同用。

【用法用量】煎服，3～15g，先煎，久煎。

【使用注意】热证、阴虚阳亢者忌用。不宜与半夏、瓜蒌、贝母、白蔹、白及同用。孕妇慎用。

干姜　Gānjiāng

《神农本草经》

干姜为姜科多年生草本植物姜的干燥根茎。生用。

【性味归经】辛，热。归脾、胃、肾、心、肺经。

【功效】温中散寒，回阳通脉，温肺化饮。

【临床应用】

1. **脾胃寒证**　治脾胃寒证之脘腹冷痛、呕吐泄泻，常与党参、白术等同用。

2. **亡阳证**　治阳气衰微，阴寒内盛之四肢厥冷、脉微欲绝，每与附子配伍。

3. **寒饮喘咳**　治寒饮伏肺之咳喘、形寒背冷、痰多清稀，常与细辛、五味子等同用。

【用法用量】煎服，3～10g。

【使用注意】阴虚内热、血热妄行者忌用。孕妇慎用。

肉桂　Ròuguì

《神农本草经》

肉桂为樟科常绿乔木肉桂的干燥树皮。生用。

【性味归经】辛、甘，大热。归肾、脾、心、肝经。

【功效】补火助阳，引火归原，散寒止痛，温通经脉。

【临床应用】

1. **肾阳虚证**　治肾阳不足之腰膝冷痛、夜尿频多、阳痿宫寒等，常与鹿角胶、杜仲等同用；治肾虚作喘，虚阳上浮之眩晕目赤、汗出肢冷、心悸，常与山茱萸、人参等同用。

2. **寒凝诸痛**　治脾胃虚寒之脘腹冷痛、呕吐、泄泻等，可与干姜，高良姜等同用；治胸阳不振之胸痹心痛，常与附子、干姜等同用；治寒疝腹痛，常与小茴香、吴茱萸等同用；治风寒湿痹，可与独活、桑寄生等同用。

3. **寒凝血瘀证**　治寒凝血瘀之月经不调、痛经、闭经，常与川芎、桃仁等同用；治阳虚寒凝，血滞痰阻之阴疽，可与鹿角胶、白芥子等同用。

此外，久病体虚、气血不足者，在补益气血方中加入少量本品，有温运阳气，鼓舞气血生长之功。

【用法用量】煎服，1～5g。

【使用注意】阴虚火旺者忌服，有出血倾向者及孕妇慎用，不宜与赤石脂同用。

吴茱萸　Wúzhūyú

《神农本草经》

吴茱萸为芸香科落叶灌木或乔木吴茱萸、石虎或疏毛吴茱萸的干燥近成熟果实。生用或制用。

【性味归经】辛、苦，热；有小毒。归肝、脾、胃、肾经。

【功效】散寒止痛，降逆止呕，助阳止泻。

【临床应用】

1.**寒滞肝脉诸痛证** 治寒侵肝脉，疝气疼痛，常与小茴香、川楝子等同用；治肝胃虚寒，浊阴上逆之厥阴头痛、呕吐涎沫，常配生姜等药；治冲任虚寒，瘀血阻滞之痛经，可与桂枝、川芎等同用；治寒湿脚气肿痛，或上冲入腹，胀满疼痛，可与槟榔、木瓜等同用。

2.**呕吐吞酸** 治肝胃虚寒之脘腹胁痛、呕吐泛酸，常与人参、生姜等同用；治肝火犯胃，肝胃不和之胁痛口苦、呕吐吞酸，可配伍黄连同用。

3.**虚寒泄泻** 治脾肾阳虚之五更泄泻，多与补骨脂、肉豆蔻等同用。

【用法用量】煎服，2～5g。外用适量。

【使用注意】阴虚有热者忌用。孕妇慎用。

小茴香 Xiǎohuíxiāng

《新修本草》

小茴香为伞形科多年生草本植物茴香的干燥成熟果实。生用或盐水炙用。

【性味归经】辛，温。归肝、肾、脾、胃经。

【功效】散寒止痛，理气和胃。

【临床应用】

1.**寒疝，睾丸偏坠，少腹冷痛，痛经** 治寒疝腹痛，常与吴茱萸、乌药等同用；治肝郁气滞之睾丸偏坠胀痛，常与橘核、荔枝核等同用；治寒侵肝经之少腹冷痛、痛经，可与肉桂、川芎等同用。

2.**中焦寒凝气滞证** 治胃寒气滞之脘腹胀痛、呕吐食少，常与高良姜、香附等同用。

【用法用量】煎服，3～6g。盐炙小茴香暖肾散寒止痛，用于寒疝腹痛，睾丸偏坠，经寒腹痛。

【使用注意】阴虚火旺者慎用。

丁香 Dīngxiāng

《雷公炮炙论》

丁香为桃金娘科常绿乔木丁香的干燥花蕾，习称公丁香。生用。

【性味归经】辛，温。归脾、胃、肺、肾经。

【功效】温中降逆，补肾助阳。

【临床应用】

1.**脾胃虚寒，呃逆呕吐** 治虚寒呃逆、呕吐，常与柿蒂、生姜等同用；治脾胃虚寒，脘腹冷痛，食少吐泻，可与白术、砂仁等同用。

2.**肾虚阳痿** 治肾阳虚衰之阳痿、腰膝酸痛，常与淫羊藿、巴戟天等同用。

【用法用量】煎服，1～3g。内服或研末外敷。

【使用注意】热证及阴虚内热者忌用。不宜与郁金同用。

第十一章　理气药

以疏畅气机为主要功效，用于治疗气滞证或气逆证的药物，称为理气药。理气药中作用强者，又称破气药。

本类药物多辛香苦温，主归脾、胃、肝、肺经。善调畅气机，具有行气之功，部分药物还兼有降气作用。适用于以情志抑郁，胀痛或攻窜痛，脉弦等为主的气滞证，具体见于肝郁气滞之胁肋胀痛，急躁易怒，情志不舒，疝气疼痛，月经失调，乳房胀痛等；脾胃气滞之脘腹胀满疼痛，食欲不振，嗳气吞酸，恶心呕吐，大便秘结或泻痢不爽等；肺气壅滞之胸闷不畅，咳嗽气喘，胸痹心痛等。

本类药物多属辛温香燥之品，有耗气伤阴之弊，故气阴不足者忌用。破气药作用峻猛而更易耗气，故孕妇慎用。因含芳香挥发性成分，故入汤剂不宜久煎。

陈皮　Chénpí
《神农本草经》

陈皮为芸香科小乔木植物橘及其栽培变种的成熟果皮。生用。

【性味归经】苦、辛，温。归脾、肺经。

【功效】理气健脾，燥湿化痰。

【临床应用】

1. **脾胃气滞证**　治寒湿中阻之脾胃气滞，脘腹胀痛，恶心呕吐，常与苍术、厚朴等配伍；治脾虚气滞，腹痛喜按，食后腹胀，便溏，则与白术、党参等配伍。

2. **痰湿壅滞证**　治湿痰咳嗽，痰白量多，常与半夏、茯苓等配伍；治寒痰咳嗽，痰多清稀，宜与细辛、干姜等配伍。

【用法用量】煎服，3～10g。

青皮　Qīngpí
《本草图经》

青皮为芸香科小乔木植物橘及其栽培变种的幼果或未成熟果实的果皮。生用或醋炙用。

【性味归经】苦、辛，温。归肝、胆、胃经。

【功效】疏肝破气，消积化滞。

【临床应用】

1. **肝气郁滞证**　治肝郁气滞之胁肋胀痛，常与柴胡、郁金等配伍；治乳房胀痛或结块，可与浙贝母、橘叶等配伍；治乳痈，则与蒲公英、瓜蒌等配伍；治寒疝腹痛，常与小茴香、木香等配伍。

2. **食积气滞证**　治食积气滞，脘腹胀痛，常与山楂、神曲等配伍；气滞甚而腹胀痛重者，宜与木香、槟榔等配伍。

3. **气滞血瘀证**　治气滞血瘀之癥瘕积聚，久疟痞块，可与三棱、莪术等配伍。

【用法用量】煎服，3～10g。

【使用注意】气虚者慎用。

枳实　Zhǐshí
《神农本草经》

枳实为芸香科小乔木植物酸橙及栽培变种或甜橙的幼果。生用或麸炒用。

【性味归经】苦、辛、酸，微寒。归脾、胃经。

【功效】破气消积，化痰散痞。

【临床应用】

1. **胃肠气滞证**　治饮食积滞，脘腹胀痛，嗳腐吞酸，可与莱菔子、山楂等配伍；治脾胃虚弱，脘腹痞满胀闷，常与白术配伍；治热结便秘，痞满胀痛，可与大黄、芒硝等配伍；治湿热积滞，脘痞腹满或泻痢后重，常与大黄、黄连等配伍。

2. **痰阻气滞证**　治痰浊阻闭，胸阳不振，胸痹心痛，常与薤白、桂枝等配伍；治痰热结胸，可与瓜蒌、半夏等配伍。

此外，本品尚可用治脾气虚，中气下陷之胃下垂、子宫脱垂、脱肛等脏器下垂证，常与补气、升阳之黄芪、柴胡、升麻等配伍，以增强升提之力。

【用法用量】煎服，3～10g。炒后药性较平和。

【使用注意】脾胃虚弱及孕妇慎用。

木香　Mùxiāng
《神农本草经》

木香为菊科多年生草本植物木香的根。生用或煨用。

【性味归经】辛、苦，温。归脾、胃、大肠、胆、三焦经。

【功效】行气止痛，健脾消食。

【临床应用】

1. **脾胃气滞证**　治脾胃气滞，脘腹胀痛，可与枳壳、厚朴等配伍；治脾虚气滞，脘腹胀满，食少便溏，常与陈皮、白术等配伍；治食积气滞，可配砂仁、枳实等同用。

2. **大肠气滞证**　治湿热壅滞大肠，泻痢后重，常与黄连配伍；治积滞内停，蕴湿生热，脘腹痞满胀痛，大便秘结或泻而不爽，可与大黄、香附等配伍。

3. **肝胆气滞证**　治湿热郁蒸，气机不畅之胸胁脘腹胀满疼痛，每与柴胡、郁金等配伍；治湿热黄疸，常与茵陈、大黄等配伍。

【用法用量】煎服，3～6g。生用行气力强，煨用宜于止泻。

【使用注意】阴虚津亏、火旺者慎用。

沉香　Chénxiāng

《名医别录》

沉香为瑞香科乔木植物白木含树脂的木材。生用。

【性味归经】辛、苦，微温。归脾、胃、肾经。

【功效】行气止痛，温中止呕，纳气平喘。

【临床应用】

1.**寒凝气滞诸痛证**　治寒凝气滞之胸腹胀痛，可与乌药、木香等配伍；用治脾胃虚寒之脘腹冷痛，常与干姜、附子等配伍。

2.**胃寒呕吐**　治寒邪犯胃之呕吐清水，多与陈皮、荜澄茄等配伍；治胃寒久呃，经久不愈，可与丁香、豆蔻等配伍。

3.**虚喘证**　治下元虚冷、肾不纳气之虚喘，可与肉桂、附子等配伍。

【用法用量】煎服，1～5g，后下。

【使用注意】气虚下陷及阴虚火旺者忌用。

香附　Xiāngfù

《名医别录》

香附为莎草科多年生草本植物莎草的根茎。生用，或醋炙用。

【性味归经】辛、微苦、微甘，平。归肝、脾、三焦经。

【功效】疏肝解郁，理气宽中，调经止痛。

【临床应用】

1.**肝郁气滞证**　治肝气郁结，胁肋胀痛，常与柴胡、白芍等配伍；治气血痰火湿食等六郁所致的胸膈痞闷、脘腹胀痛、嗳腐吞酸、恶心呕吐、饮食不消，常与苍术、川芎、神曲等配伍；治寒凝气滞，肝寒犯胃之胃脘疼痛，常与高良姜配伍；治寒凝肝脉之疝气腹痛，可与吴茱萸、小茴香等配伍。

2.**月经不调，痛经，乳房胀痛**　治肝郁气滞之月经不调、痛经，常与柴胡、当归等配伍；治乳房胀痛或结块，可与柴胡、橘核等配伍。

【用法用量】煎服，6～10g。

薤白　Xièbái

《神农本草经》

薤白为百合科多年生草本植物小根蒜或薤的鳞茎。生用。

【性味归经】辛、苦，温。归心、肺、胃、大肠经。

【功效】通阳散结，行气导滞。

【临床应用】

1.**胸痹证**　治寒痰阻滞，胸阳不振之胸闷胸痛，常与瓜蒌、半夏等配伍；治痰瘀胸痹，可与瓜蒌、丹参等配伍。

2. **脘腹痞满，泻痢后重**　治胃寒气滞之脘腹痞满胀痛，可与木香、砂仁等配伍；治湿热内蕴，胃肠气滞之泻痢后重，可与黄连、黄柏等配伍。

【用法用量】煎服，5～10g。

【使用注意】气虚无滞及胃弱纳呆者不宜用。

第十二章　消食药

以消积导滞、促进消化为主要功效，用于治疗饮食积滞证的药物，称为消食药。

本类药物性味多甘平，主归脾、胃二经，具有消积导滞、运脾开胃的作用。适用于饮食积滞引起的脘腹胀满、嗳腐吞酸、恶心呕吐、不思饮食、大便失常，以及脾胃虚弱之消化不良等。

消食药虽作用缓和，但部分药物也有耗气之弊，对于气虚食积者当调养脾胃为主，消食药不宜过用久服，以免耗伤正气。对于病情急重者，消食药缓不济急，宜用其他药物或方法予以治疗。

山楂　Shānzhā

《本草经集注》

山楂为蔷薇科落叶灌木或小乔木山里红或山楂的果实。生用或炒用。

【性味归经】酸、甘，微温。归脾、胃、肝经。

【功效】消食健胃，行气散瘀。

【临床应用】

1.**食积证**　治饮食积滞之脘腹胀满、嗳气吞酸、腹痛便溏者，尤善消肉食积滞，单用本品煎服有效，或配伍神曲、麦芽等。

2.**泻痢腹痛**　治一般伤食腹痛泄泻，可单用本品研细粉，加糖冲服；治痢疾初起，或红或白，里急后重，身热腹痛，常配伍黄连、苦参等。

3.**瘀血证**　治妇人产后瘀阻腹痛及恶露不尽、痛经经闭，常与当归、香附等同用；治瘀滞胸痹心痛，可与川芎、红花等同用。

此外，尚有化浊降脂作用，现代用于高脂血症。还可用治疝气作痛，可与橘核、荔枝核等理气散结药同用。

【用法用量】煎服，9～12g，大剂量可用至30g。生山楂多用于消食散瘀，焦山楂多用于止泻止痢。

【使用注意】脾胃虚弱而无积滞者或胃酸分泌过多者均慎用。

六神曲　Liùshénqū

《药性论》

六神曲为面粉和其他药物混合后经发酵而成的加工品。生用或炒用。

【性味归经】甘、辛，温。归脾、胃经。

【功效】消食和胃。

【临床应用】

饮食积滞证 治食积不化，脘腹胀满，食少纳呆，肠鸣腹泻，常与麦芽、山楂等同用；兼脾胃虚弱者，可配伍党参、白术等；治积滞日久，脘腹攻痛胀满，当配伍木香、厚朴等。

此外，在制备含有金石、贝壳之类的丸药时，常用神曲糊丸以护脾胃，助消化。

【用法用量】煎服，6～15g。消食宜炒焦用。

麦芽 Màiyá

《药性论》

麦芽为禾本科一年生草本植物大麦的成熟果实经发芽干燥的炮制加工品。生用、炒黄或炒焦用。

【性味归经】甘，平。归脾、胃、肝经。

【功效】消食行气，健脾开胃，回乳消胀。

【临床应用】

1. 食积不化 治食积不消，脘腹胀满、呕吐泄泻、不思饮食等，可单用本品煎服或研末吞服，也可与山楂、神曲等配伍。

2. 妇女断乳 治妇女断乳或乳汁淤积之乳房胀痛，可单用生麦芽或炒麦芽120g（或生、炒麦芽各60g），煎服。

此外，本品兼有疏肝行气作用，可用治肝郁气滞、肝胃不和之胁痛，脘腹胀痛等。但其疏肝力弱，仅作为辅助药应用。

【用法用量】煎服，9～15g，大剂量30～120g。生麦芽功偏消食，炒麦芽多用于回乳消胀。

【使用注意】哺乳期妇女不宜使用。

莱菔子 Láifúzǐ

《日华子本草》

莱菔子为十字花科一年生或两年生草本植物萝卜的干燥成熟种子。生用或炒用。

【性味归经】辛、甘，平。归脾、胃、肺经。

【功效】消食除胀，降气化痰。

【临床应用】

1. 食积气滞证 治食积气滞之脘腹胀满疼痛、嗳气吞酸等，常与山楂、神曲等配伍；治食积气滞兼脾虚者，常配伍白术同用。

2. 痰壅喘咳证 治痰涎壅盛、气喘咳嗽、胸闷食少，可单用本品研末服，也常与白芥子、苏子同用。

【用法用量】煎服，5～12g。生用长于祛痰，炒用长于消食除胀。

【使用注意】本品辛散耗气，气虚及无食积、痰滞者慎用；脾虚而无食积者不宜服用；不宜与人参同用，以免降低人参补气之力。

第十三章 驱虫药

以驱除或杀灭人体寄生虫为主要功效，用于治疗虫证的药物，称为驱虫药。

本类药物多具毒性，主要入脾、胃、大肠经。对人体内的寄生虫，特别是肠道寄生虫，有杀灭或麻痹作用，能促使其排出体外。主要用于治疗肠道寄生虫病，如蛔虫病、蛲虫病、绦虫病、钩虫病、姜片虫病等。患者症见绕脐腹痛、时发时止，不思饮食或多食善饥、嗜食异物，迁延日久则可见面色萎黄，形体消瘦，腹大胀满、青筋暴露，浮肿等。部分患者症状较轻，只在查验大便时才被发现。此外，消化道内不同的寄生虫往往具有其特殊的症状表现，如唇内有红白点为蛔虫病见症，肛门瘙痒是蛲虫病特点，便下虫体节片为绦虫特征，嗜食异物、面黄虚肿则多为钩虫所致。

驱虫药一般应在空腹时服用，使药物充分作用于虫体而保证疗效。驱虫药对人体正气多有损伤，且多有毒，故要注意用量、用法，以免中毒或损伤正气；对素体虚弱、年老体衰、孕妇更当慎用。对发热或腹痛剧烈者，暂时不宜驱虫，待症状缓解后，再行施用驱虫药物。

使君子 Shǐjūnzǐ
《开宝本草》

使君子为使君子科落叶攀缘状灌木使君子的干燥成熟果实。生用或炒香用。

【性味归经】甘，温。归脾、胃经。

【功效】杀虫消积。

【临床应用】

1. 蛔虫，蛲虫　轻者单用本品炒香嚼服即可；重者与苦楝皮、芜荑等同用；治蛲虫，可与槟榔、百部、大黄等配伍。

2. 小儿疳积　治小儿疳积腹痛有虫、面色萎黄、形瘦腹大等，常配伍人参、白术、神曲等；兼气滞腹胀者，可配陈皮、厚朴；兼食积者，可配鸡内金、麦芽等。

【用法用量】捣碎煎服，9～12g。取仁炒香嚼服，6～9g。小儿每岁1～1.5粒，1日总量不超过20粒。空腹服用，每日1次，连续3天。

【使用注意】大量服用可引起呃逆、眩晕、呕吐、腹泻等反应。若与热茶同服，亦能引起呃逆、腹泻，故服药时忌饮茶。

苦楝皮 Kǔliànpí

《名医别录》

苦楝皮为楝科乔木川楝或楝的干燥树皮及根皮。鲜用或切片生用。

【性味归经】苦，寒；有毒。归肝、脾、胃经。

【功效】杀虫，疗癣。

【临床应用】

1. **蛔虫、蛲虫、钩虫** 治蛔虫，可用本品单煎或熬膏服用，亦可与使君子、槟榔等配伍；治蛲虫，可用本品配伍百部、乌梅，煎取浓汁，每晚灌肠，连用 2～4 天；治钩虫，常与槟榔同用。

2. **疥癣湿疮** 治疥疮、头癣、体癣、湿疮等，常单用研末，用醋或猪脂调涂患处即可。

此外，本品煎汤外洗可治脓疱疮，煎浓汁含漱治虫牙疼痛。

【用法用量】煎服，3～6g，鲜品 15～30g。外用适量。

【使用注意】本品有毒，不宜过量或久服。孕妇及肝肾功能不全者慎服。有效成分难溶于水，需文火久煎。

槟榔 Bīngláng

《名医别录》

槟榔为棕榈科常绿乔木槟榔的干燥成熟种子。浸透切片或捣碎用。

【性味归经】苦、辛，温。归胃、大肠经。

【功效】杀虫消积，行气，利水，截疟。焦槟榔消食导滞。

【临床应用】

1. **多种肠道寄生虫** 治绦虫，常单用或与南瓜子同用；治蛔虫、蛲虫，常配伍使君子、苦楝皮等；治姜片虫，常与乌梅、甘草等配伍；治钩虫，可配贯众、榧子等。

2. **食积气滞，泻痢后重** 治食积气滞、腹胀便秘及泻痢里急后重等，常与木香、青皮等配伍；治湿热泻痢，里急后重，可与木香、黄连等同用。

3. **水肿，脚气肿痛** 治水肿实证，二便不利，可与木通、泽泻等同用；治寒湿脚气肿痛，常与吴茱萸、木瓜等配伍。

4. **疟疾** 治疟疾寒热久发不止，可与常山、草果等同用。

【用法用量】煎服，3～10g；驱绦虫、姜片虫 30～60g。焦槟榔用于治疗食积不消，泻痢后重。

【使用注意】脾虚便溏或气虚下陷者忌用；孕妇慎用。

第十四章 止血药

以制止体内外出血为主要作用，用于治疗出血证的药物，称为止血药。

止血药主要适用于各种出血病证，如咯血、吐血、衄血、便血、尿血、崩漏、紫癜及创伤出血等。部分药物尚可用于血热、血瘀及中焦虚寒等。

本类药物均入血分，主归心、肝、脾经。根据其药性的寒、温、敛、散不同，其作用亦有凉血止血、化瘀止血、收敛止血、温经止血之异。止血药根据其功效不同分为凉血止血药、化瘀止血药、收敛止血药和温经止血药四类。

使用止血药，应根据出血证的不同病因和病情，进行合理选择。如血热妄行出血，应选择凉血止血药；阴虚火旺及阴虚阳亢出血，亦选用凉血止血药；若瘀血内阻，血不循经出血，应选择化瘀止血药；若为虚寒性出血，应选用温经止血药和收敛止血药。

前人经验认为止血药炒炭后止血作用更佳。一般而言，炒炭后药味多苦、涩，止血作用增强，另外有些寒凉性的止血药，炒炭后药性改变，适应范围更广。但也不可一概而论，有些药物炒炭后反而会影响止血效果。所以，是否要炒炭，应由医者根据药性、病证性质而定，不可拘泥。

对出血兼瘀或出血初期，不宜单独使用凉血止血药和收敛止血药，宜酌加活血祛瘀之品，以免凉遏恋邪留瘀。

白及 Báijí

《神农本草经》

白及为兰科多年生草本植物白及的干燥块茎。生用。

【性味归经】苦、甘、涩，寒。归肺、肝、胃经。

【功效】收敛止血，消肿生肌。

【临床应用】

1. 出血证　治咯血，可用白及为末，与蔗糖粉混匀服；治吐血、便血日久不愈，反复发作，常与蜂蜜、甘草为伍；治外伤出血，可单味研末，或与煅石膏研末外敷。

2. 疮疡肿毒，皮肤皲裂，水火烫伤　治疮疡初起，可单用本品研末外敷，或与银花、皂角刺等同用；若疮痈已溃，久不收口者，与黄连、贝母等为末外敷；治手足皲裂，水火烫伤，可以本品研末，用油调敷，或与煅石膏粉、凡士林调膏外用。

【用法用量】煎服，6～15g；研末吞服，每次3～6g。外用适量。

【使用注意】不宜与川乌、制川乌、草乌、制草乌、附子同用。

仙鹤草　Xiānhècǎo

《本草图经》

仙鹤草为蔷薇科多年生草本植物龙牙草的干燥地上部分全草。生用或炒炭用。

【性味归经】苦、涩，平。归心、肝经。

【功效】收敛止血，截疟，止痢，解毒，补虚。

【临床应用】

1.**出血证**　治吐血、咯血，常与侧柏叶、藕节同用；治鼻衄、齿衄，可与白茅根、栀子同用；治尿血，可与大蓟、白茅根同用；治便血，常与槐花为伍；治外伤出血，可单用捣敷伤口。

2.**疟疾**　治疟疾寒热，每日发作，胸腹饱胀，可单以本品研末，于疟发前 2 小时吞服。

3.**腹泻、痢疾**　治赤白痢、久泻久痢，可单用本品煎服。

4.**痈肿疮毒，阴痒带下**　治疮疖痈肿，可单用熬膏调蜜外涂，或以之与酒、水炖服；治阴痒带下，可单用煎汤熏洗。

5.**脱力劳伤**　治劳力过度所致的脱力劳伤，症见神疲乏力、面色萎黄而纳食正常者，与大枣同煮，食枣饮汁；治气血亏虚，神疲乏力、头晕目眩者，与党参、熟地黄等同用。

【用法用量】煎服，6 ～ 12g；外用适量。

小蓟　Xiǎojì

《名医别录》

小蓟为菊科多年生草本植物刺儿菜的干燥地上部分。生用或炒炭用。

【性味归经】甘、苦，凉。归心、肝经。

【功效】凉血止血，散瘀解毒消痈。

【临床应用】

1.**血热出血证**　治吐血、咯血、衄血，常与大蓟、侧柏叶等同用；治便血、痔血、崩漏下血，可单用捣汁服；治尿血、血淋，可单味应用，或配伍生地黄、滑石等；治外伤出血，可单用捣烂外涂。

2.**痈肿疮毒**　治热毒疮疡初起肿痛，可单用鲜品捣烂敷患处，也可与乳香、没药等同用。

【用法用量】煎服，5 ～ 12g。外用鲜品适量，捣烂敷患处。

地榆　Dìyú

《神农本草经》

地榆为蔷薇科多年生草本植物地榆或长叶地榆的干燥根。生用，或炒炭用。

【性味归经】苦、酸、涩，微寒。归肝、大肠经。

【功效】凉血止血，解毒敛疮。

【临床应用】

1. **血热出血证**　治便血，常与生地黄、黄芩等配伍；治痔疮出血，血色鲜红者，常与槐角、防风等配伍；治血热甚，崩漏量多色红者，可与生地黄、黄芩等同用。

2. **水火烫伤，湿疹，痈肿疮毒**　治水火烫伤，可单用末，或配大黄粉，以麻油调敷；治湿疹及皮肤溃烂，以本品浓煎外洗，或用纱布浸药外敷；治疮疡痈肿初起未成脓者，可单用地榆煎汁浸洗，或湿敷患处。

【用法用量】煎服，10～15g。外用适量，研末涂敷患处。止血多炒炭用，解毒敛疮多生用。

【使用注意】本品性寒、味酸涩，凡虚寒性便血、下痢、崩漏及出血有瘀者慎用。

槐花　Huáihuā
《日华子本草》

槐花为豆科落叶乔木植物槐的干燥花及花蕾。生用、炒用或炒炭用。

【性味归经】苦，微寒。归肝、大肠经。

【功效】凉血止血，清肝泻火。

【临床应用】

1. **血热出血证**　治痔疮出血、大便下血，可与侧柏叶、荆芥穗为伍；治血崩及肠风下血，常与地榆相须为用；治吐血不止，可单用本品为末；治小便出血，可与郁金为伍；治热毒痢，下血不止，常与郁金、甘草同用。

2. **肝热目赤，头痛眩晕**　治肝火上炎所导致的目赤、头胀头痛及眩晕等，可用单味煎汤代茶饮，或配伍夏枯草、菊花等同用。

【用法用量】煎服，5～10g。外用适量。止血多炒炭用，清肝泻火宜生用。

【使用注意】脾胃虚寒及阴虚发热而无实火者慎用。

白茅根　Báimáogēn
《神农本草经》

白茅根为禾本科多年生草本植物白茅的干燥根茎。生用。

【性味归经】甘，寒。归肺、胃、膀胱经。

【功效】凉血止血，清热利尿。

【临床应用】

1. **血热出血证**　治吐血、衄血、咯血、尿血、血淋及崩漏等血热诸出血证，可与大蓟、小蓟等同用。

2. **水肿，热淋，黄疸**　治热淋涩痛、水肿尿少，可配车前子、金钱草等；治湿热黄疸，常配茵陈、栀子等同用。

3. **热病烦渴，胃热呕逆，肺热咳喘**　治热病津伤口渴，可与石斛、天花粉等同用；治胃热呕逆，常与芦根、竹茹等同用；治肺热咳喘，常与桑白皮为伍。

【用法用量】煎服，10～30g，鲜品加倍。

三七 Sānqī

《本草纲目》

三七为五加科多年生草本植物三七的干燥根和根茎。生用或研细粉用。

【性味归经】甘、微苦，温。归肝、胃经。

【功效】散瘀止血，消肿定痛。

【临床应用】

1.**出血证** 治吐血、衄血、崩漏，单用本品，米汤调服；治咯血、吐血、衄血及二便下血，多与花蕊石、血余炭配伍；治各种外伤出血，单用本品研末外掺，或配龙骨、血竭等同用。

2.**瘀血证** 治跌打损伤，瘀肿疼痛，可单用，或与当归、土鳖虫等同用；治胸痹刺痛，可单用，或与薤白、瓜蒌等配伍；治血瘀经闭、痛经、产后瘀阻腹痛、恶露不尽，常与当归、川芎等配伍；治疮痈初起，疼痛不已，以本品研末，米醋调涂；治痈疽破烂，可与乳香、没药等同用。

此外，本品尚有补虚强壮的作用，民间用治虚损劳伤，常与猪肉炖服。

【用法用量】研末吞服，1次1～3g；煎服，3～10g。外用适量。

【使用注意】孕妇慎用。

茜草 Qiàncǎo

《神农本草经》

茜草为茜草科多年生攀缘草本植物茜草的干燥根及根茎。生用或炒用。

【性味归经】苦，寒。归肝经。

【功效】凉血，祛瘀，止血，通经。

【临床应用】

1.**出血证** 治吐血不止，单用本品为末煎服；治衄血，可与艾叶、乌梅同用；治血热崩漏，常配生地黄、生蒲黄等同用；治尿血，常与小蓟、白茅根等同用。

2.**血瘀经闭，跌打损伤，风湿痹痛** 治血滞经闭，可配桃仁、红花等同用；治跌打损伤，可配三七、乳香等同用；治痹证，可配伍鸡血藤、海风藤等同用。

【用法用量】煎服，6～10g。止血炒炭用，活血通经生用或酒炒用。

蒲黄 Púhuáng

《神农本草经》

蒲黄为香蒲科多年生草本植物水烛香蒲、东方香蒲或同属植物的干燥花粉。生用或炒用。

【性味归经】甘，平。归肝、心包经。

【功效】止血，化瘀，通淋。

【临床应用】

1. 出血证　治吐血、衄血、咯血、尿血、便血、崩漏等，可单用冲服，或与白及、地榆等同用；治尿血不已，可与郁金、生地黄同用；治外伤出血，可单用外掺伤口。

2. 瘀血痛证　治瘀血阻滞、心腹刺痛、月经不调、少腹急痛，常与五灵脂相须为用；治跌打损伤、瘀肿疼痛，可单用蒲黄末，温酒送服。

3. 血淋尿血　治热结膀胱，血淋尿血，常配生地黄、冬葵子同用。

【用法用量】煎服，5～10g，包煎。外用适量，研末外掺或调敷。止血多炒用，化瘀、利尿多生用。

【使用注意】孕妇慎用。

艾叶　Àiyè

《名医别录》

艾叶为菊科多年生草本植物艾的干燥叶。生用、捣绒或制炭用。

【性味归经】辛、苦，温；有小毒。归肝、脾、肾经。

【功效】温经止血，散寒调经；外用祛湿止痒。

【临床应用】

1. 出血证　治下元虚冷，冲任不固所致的崩漏下血、月经过多，可单用本品，或配阿胶、芍药等。

2. **少腹冷痛，经寒不调，宫冷不孕**　治少腹冷痛、产后感寒腹痛，可用本品炒热熨敷脐腹；治下焦虚寒、月经不调、经行腹痛及带下清稀等，常配吴茱萸、肉桂等；治下焦虚寒、冲任不固、血不养胎所致胎动不安，或胎漏下血，可与阿胶、芍药等同用。

3. **皮肤瘙痒**　治湿疹、疥癣、皮肤瘙痒，可单味外用，或与黄柏、花椒等煎水熏洗。

此外，将本品捣绒，制成艾条、艾炷等，用以熏灸体表穴位，能温煦气血，透达经络，为温灸的主要原料。

【用法用量】煎服，3～10g。外用适量，供灸治或熏洗用。温经止血宜炒炭用，余生用。

第十五章 活血化瘀药

以疏通血脉，促进血行，消散瘀血为主要功效，用于治疗瘀血证的药物，称为活血化瘀药，简称活血药或化瘀药。

活血化瘀药味多辛、苦，性多偏温，部分药物性偏寒凉，主入心、肝经。本类药物以活血化瘀为主要作用，通过这一基本作用又可产生止痛、调经、利痹、消肿、疗伤、消痈、消癥等多种不同的功效。

活血化瘀药主要用于瘀血证，因其病证涉及内、外、妇、伤等临床各科，故本类药物的应用十分广泛。如内科的胸、胁、脘、腹、头诸痛，癥瘕积聚，中风后半身不遂，肢体麻木及关节痹痛日久不愈；妇科的经闭、痛经、月经不调、产后腹痛等；伤科的跌打损伤、瘀滞肿痛；外科的疮疡肿痛等。

本类药物易耗血动血，出血证而无瘀血阻滞者及妇女月经过多者均当慎用。孕妇当慎用或禁用。破血逐瘀之品易伤正气，中病即止，不可过服。

川芎 Chuānxiōng

《神农本草经》

川芎为伞形科植物川芎的干燥根茎。生用或酒炙用。

【性味归经】辛，温。归肝、胆、心包经。

【功效】活血行气，祛风止痛。

【临床应用】

1.血瘀气滞诸证 治瘀血阻滞、月经不调、经闭、痛经等，常与当归、桃仁等配伍；若属寒凝血滞者，与桂枝、当归等配伍；治产后恶露不下，瘀阻腹痛，常与当归、桃仁等配伍；治心脉瘀阻，胸痹心痛，常与丹参、延胡索等配伍；治肝郁气滞，胁肋疼痛，常与柴胡、白芍等配伍。

2.头痛 治风寒头痛，常与白芷、细辛等配伍；治风热头痛，可与菊花、石膏等配伍；治风湿头痛，常与羌活、防风等配伍；治血瘀头痛，可与桃仁、麝香等配伍；治血虚头痛，可与当归、熟地黄等配伍。

3.风湿痹痛 治风寒湿痹，肢体麻木，关节疼痛，常与独活、防风等配伍。

【用法用量】煎服，3～10g。

延胡索 Yánhúsuǒ

《雷公炮炙论》

延胡索为罂粟科植物延胡索的干燥块茎。生用或醋炙用。

【性味归经】辛、苦,温。归肝、脾经。

【功效】活血,行气,止痛。

【临床应用】

血瘀气滞诸痛证 治胸痹心痛,若属心脉瘀阻者,可与丹参、川芎等配伍;属痰浊闭阻,胸阳不通者,可与瓜蒌、薤白、桂枝等配伍;治胃痛,若属肝胃郁热者,常与川楝子配伍;属寒者,可与桂枝、高良姜等配伍;属气滞者,可与柴胡、木香等配伍;属血瘀者,可与丹参、五灵脂等配伍;治肝郁气滞,胁肋胀痛,可与柴胡、郁金等配伍;治妇女痛经,产后瘀阻腹痛,可与当归、川芎、香附等配伍;治风湿痹痛,可与秦艽、桂枝等配伍。

【用法用量】煎服,3 ~ 10g;研末吞服,1.5 ~ 3g。

郁金 Yùjīn

《药性论》

郁金为姜科植物温郁金、姜黄、广西莪术或蓬莪术的干燥块根。生用或醋炙用。

【性味归经】辛、苦,寒。归肝、胆、心经。

【功效】活血止痛,行气解郁,清心凉血,利胆退黄。

【临床应用】

1.**血瘀气滞之胸胁腹痛** 治肝郁气滞血瘀的胸腹胁肋胀痛、刺痛,常与柴胡、香附等配伍;治肝郁有热,气滞血瘀的经行腹痛、乳房胀痛,常与柴胡、栀子等配伍;治瘀血阻滞心脉的胸痹心痛,可与丹参、赤芍等配伍。

2.**热病神昏、癫痫等** 治湿温病,湿浊蒙蔽清窍而致神志不清者,可与石菖蒲、竹沥等配伍;治癫狂、癫痫,痰热蒙心者,可与白矾、牛黄、胆南星等配伍。

3.**血热出血证** 治肝郁化火,气火上逆,迫血妄行之吐血、衄血、妇女倒经等,常与生地黄、栀子等配伍;治热伤血络的尿血、血淋,可与小蓟、白茅根等配伍。

4.**肝胆湿热证** 治湿热黄疸,常与茵陈、栀子、大黄等配伍;治胆石症,可与金钱草、鸡内金等配伍。

【用法用量】煎服,3 ~ 10g。

【使用注意】不宜与丁香、母丁香同用。

丹参 Dānshēn

《神农本草经》

丹参为唇形科植物丹参的干燥根及根茎。生用或酒炙用。

【性味归经】苦,微寒。归心、肝经。

【功效】活血祛瘀，通经止痛，清心除烦，凉血消痈。

【临床应用】

1. **瘀血证**　治血瘀气滞所致心腹、胃脘疼痛，与檀香、砂仁配伍；治月经不调、痛经、经闭及产后瘀阻腹痛，可单味为末，陈酒送服，亦常与红花、桃仁等配伍；治癥瘕积聚，与三棱、莪术等配伍。

2. **烦躁不安**　治温热病热入营血，烦躁不安，与生地黄、玄参等配伍。

3. **心悸失眠**　治心阴血不足，虚热内扰之心悸、失眠，与酸枣仁、阿胶等配伍。

4. **疮疡痈肿**　治疮疡痈肿或乳痈初起，与金银花、蒲公英等配伍。

【用法用量】煎服，10～15g。

【使用注意】不宜与藜芦同用。

红花　Hónghuā

《新修本草》

红花为菊科植物红花的干燥花。生用。

【性味归经】辛，温。归心、肝经。

【功效】活血通经，散瘀止痛。

【临床应用】

1. **血瘀证**　治血瘀痛经、经闭、产后瘀滞腹痛，常与桃仁、当归、赤芍等配伍同用。

2. **跌打损伤，心腹瘀阻疼痛，癥瘕积聚**　治跌打损伤、瘀滞肿痛，可用红花油或红花酊涂擦；治心脉瘀阻，胸痹心痛，常与桂枝、瓜蒌等配伍；治癥瘕积聚，可与三棱、莪术等配伍。

3. **斑疹紫暗**　治血热瘀滞所致的斑疹色暗者，常与当归、紫草等配伍。

【用法用量】煎服，3～10g。

【使用注意】孕妇慎用。

【附药】

西红花　为鸢尾科植物番红花的花柱头，又称"藏红花""番红花"。甘，平，归心、肝经。功效活血化瘀，凉血解毒，解郁安神。用于经闭癥瘕、产后瘀阻、温毒发斑、忧郁痞闷、惊悸发狂。煎服或沸水泡服，1～3g。孕妇慎用。

桃仁　Táorén

《神农本草经》

桃仁为蔷薇科植物桃或山桃的干燥成熟种子。生用或炒用。

【性味归经】苦、甘，平。归心、肝、大肠经。

【功效】活血祛瘀，润肠通便，止咳平喘。

【临床应用】

1. **血瘀证**　治血瘀痛经、经闭、产后瘀滞腹痛，常与红花、当归等配伍；治产后恶露不尽、小腹冷痛，常与川芎、炮姜等配伍；治热壅血瘀之肺痈，可与苇茎、冬瓜仁等配伍；治肠痈，可与大黄、牡丹皮等配伍。

2. 肠燥便秘 治肠燥便秘，可与火麻仁、郁李仁等配伍。

3. 咳嗽气喘 治咳嗽气喘，常与苦杏仁配伍。

【用法用量】煎服，5～10g。

【使用注意】孕妇慎用。

益母草 Yìmǔcǎo
《神农本草经》

益母草为唇形科植物益母草的干燥地上部分。生用或熬膏用。

【性味归经】苦、辛，微寒。归心、肝、膀胱经。

【功效】活血调经，利水消肿，清热解毒。

【临床应用】

1. 血瘀证 治瘀血阻滞的痛经、经行不畅、经闭、产后恶露不尽等，可单用熬膏服，亦可与当归、川芎等配伍同用。

2. 水肿，小便不利 治水瘀互结之水肿、小便不利，既可单用，又可与白茅根、泽兰等配伍。

3. 疮痈肿毒，皮肤痒疹 治疮痈肿毒、皮肤痒疹，可单用鲜品捣敷或煎汤外洗，亦可与黄柏、苦参等煎汤内服。

【用法用量】煎服，9～30g；鲜品12～40g。外用适量，捣敷或煎汤外洗。

【使用注意】孕妇慎用。

牛膝 Niúxī
《神农本草经》

牛膝为苋科植物牛膝的干燥根。生用或酒炙用。

【性味归经】苦、甘、酸，平。归肝、肾经。

【功效】活血祛瘀，补肝肾，强筋骨，利水通淋，引火（血）下行。

【临床应用】

1. 血瘀证 治妇科经产瘀血诸证，如痛经、月经不调、经闭、产后腹痛、胞衣不下等，常与当归、红花等配伍。

2. 腰膝酸痛，下肢痿软 治肝肾不足，腰膝酸软无力者，可与杜仲、续断等配伍；若风湿痹痛日久，损及肝肾，腰膝疼痛者，常与独活、桑寄生等配伍；治湿热成痿，足膝痿软者，常与黄柏、苍术同用。

3. 淋证，水肿，小便不利 治热淋、血淋、石淋等，可与滑石、瞿麦等配伍；治水肿、小便不利，常与地黄、泽泻等配伍同用。

4. 上部火热证 治气火上逆，血热妄行之吐血、衄血，可与栀子、白茅根等同用；治肝阳上亢的头痛眩晕，常与代赭石、龙骨等同用。

【用法用量】煎服，5 ～ 12g。

【使用注意】孕妇慎用。

【附药】

川牛膝　为苋科植物川牛膝的干燥根。甘、微苦，平，归肝、肾经。功能逐瘀通经，通利关节，利尿通淋。用治血瘀经闭、癥瘕积聚、胞衣不下、跌打损伤、风湿痹痛、足痿筋挛、尿血血淋等。煎服，5 ～ 10g。孕妇慎用。

土鳖虫　Tǔbiēchóng
《神农本草经》

土鳖虫为鳖蠊科昆虫地鳖或冀地鳖雌虫的干燥全体。生用或炒用。

【性味归经】咸，寒；有小毒。归肝经。

【功效】破血逐瘀，续筋接骨。

【临床应用】

1.血瘀经闭，产后瘀滞腹痛，癥瘕　治血瘀经闭、产后瘀阻腹痛，可与大黄、桃仁等配伍；治干血成劳、经闭腹痛，常与水蛭、虻虫等配伍；治癥瘕积聚，可与鳖甲、桃仁、柴胡等配伍。

2.跌打损伤　治跌打损伤、骨折筋伤、瘀血肿痛，可与自然铜、骨碎补等配伍。

【用法用量】煎服，3 ～ 10g。

【使用注意】孕妇禁用。

苏木　Sūmù
《新修本草》

苏木为豆科植物苏木的干燥心材。用时将其刨成薄片或砍成小块，或经蒸软切片用。

【性味归经】甘、咸，平。归心、肝、脾经。

【功效】活血祛瘀，消肿止痛。

【临床应用】

1.血瘀证　治跌打损伤、骨折筋伤、瘀滞肿痛，内服、外用均可，常与乳香、没药等同用；治妇女瘀滞诸症，可与川芎、当归等同用。

2.痈肿疮毒　治痈肿疮毒，可与金银花、连翘、白芷等配伍。

【用法用量】煎服，3 ～ 10g。外用适量。

【使用注意】孕妇慎用。

莪术　Ézhú
《药性论》

莪术为姜科植物蓬莪术、广西莪术或温郁金的根茎。生用或醋炙用。

【性味归经】辛、苦，温。归肝、脾经。

【功效】破血行气，消积止痛。

【临床应用】

1. **血瘀气滞证**　治癥瘕积聚，常与三棱相须为用；治痛经、经闭，常与三棱、当归等配伍；治疟母痞块，可与柴胡、鳖甲等配伍。

2. **食积气滞，脘腹胀痛**　治之可与青皮、槟榔等配伍。

【用法用量】煎服，6～9g。

【使用注意】月经过多者慎用，孕妇禁用。

第十六章　化痰药

以祛痰或消痰为主要功效，用于治疗痰证的药物，称化痰药。

化痰药味多苦、辛，性寒凉或温热，主入肺、脾经。本类药物具有祛痰、消痰之功效，主要用于治疗各种痰证。如痰阻于肺之咳嗽痰多，痰蒙清窍或肝风夹痰所致的眩晕、癫痫惊厥、中风痰迷，以及痰阻经络所致的瘿瘤、瘰疬、阴疽流注、麻木肿痛等病证，均可用化痰药治之。

化痰药中，性温燥者，热痰、燥痰证及阴伤或出血者慎用或忌用；性凉润者，寒痰、湿痰证慎用或忌用。

半夏　Bànxià
《神农本草经》

半夏为天南星科植物半夏的干燥块茎。用姜汁、明矾、石灰等制过入药，称姜半夏、清半夏、法半夏。

【性味归经】辛，温；有毒。归脾、胃、肺经。

【功效】燥湿化痰，降逆止呕，消痞散结，消肿止痛。

【临床应用】

1.湿痰，寒痰　治脾不化湿，聚湿为痰，痰湿阻肺之咳嗽气逆、吐痰量多色白者，配橘皮、茯苓等，以增强燥湿化痰力；治寒痰咳嗽、痰多清稀者，配干姜、细辛等同用。

2.呕吐　治痰饮或胃寒呕吐，常配生姜同用；治胃热呕吐，则配黄连、竹茹等同用；治胃气虚呕吐，则配人参、白蜜等同用。

3.胸痹，结胸，心下痞，梅核气　治痰浊阻滞、胸阳不振、心痛彻背之胸痹，配瓜蒌、薤白同用；治湿热阻滞、脾胃虚弱所致的心下痞满者，配干姜、黄连等同用；治气郁痰凝所致之咽喉如有物梗之梅核气，配紫苏、厚朴等同用。

4.瘰疬瘿瘤，痈疽肿毒，毒蛇咬伤　治痰湿凝结之瘰疬瘿瘤，配海藻、浙贝母等同用；治痈疽发背、无名肿毒、毒蛇咬伤，可用生品研末调敷或鲜品捣敷。

此外，取本品燥湿和胃之功，用于湿痰内盛、胃气失和而夜寐不安者，常配秫米同用。

【用法用量】煎服，3～9g，内服一般炮制后使用。外用适量，磨汁涂或研末以酒调敷患处。

【使用注意】本品性温燥，阴虚燥咳、血证应慎用。孕妇慎用。不宜与乌头类药物如川乌、制川乌、草乌、制草乌、附子同用。生品内服宜慎。

天南星　Tiānnánxīng

《神农本草经》

为天南星科植物天南星、异叶天南星或东北天南星的干燥块茎。用姜汁、明矾炮制，为制南星；用胆汁炮制，为胆南星。

【性味归经】苦、辛，温；有毒。归肺、肝、脾经。

【功效】燥湿化痰，祛风止痉，散结消肿。

【临床应用】

1. 湿痰，寒痰　治顽痰阻肺，咳喘痰多胸闷，配半夏、枳实等同用；治肺热咳嗽，痰多色黄，则配黄芩、瓜蒌等同用。

2. 风痰眩晕，中风，癫痫，破伤风　治风痰上蒙的头痛、眩晕者，配半夏、天麻等同用；治风痰留滞经络，半身不遂、手足顽麻、口眼㖞斜等，配半夏、川乌等同用；治破伤风角弓反张、牙关紧闭者，配白附子、天麻等同用。

3. 痈疽肿痛，瘰疬痰核，毒蛇咬伤　治痈疽肿痛、痰核，可研末醋调敷；治毒蛇咬伤，可配雄黄为末外敷。

【用法用量】煎服，3～9g，内服多制用。外用适量，用生品研末以醋或酒调敷患处。

【使用注意】生品内服宜慎；孕妇慎用。

【附药】

胆南星　为制天南星用牛、羊或猪胆汁经加工而成；或用生天南星的细粉与上述胆汁经发酵而成的加工品。味苦、微辛，性凉，归肺、肝、脾经。功效清热化痰，息风定惊。用于痰热咳嗽、中风、癫痫、惊风等。煎服，3～6g。

旋覆花　Xuánfùhuā

《神农本草经》

旋覆花为菊科植物旋覆或欧亚旋覆的干燥头状花序。生用或蜜炙用。

【性味归经】苦、辛、咸，微温。归肺、脾、胃、大肠经。

【功效】降气，消痰，行水，止呕。

【临床应用】

1. 痰饮壅肺或痰饮蓄结证　治痰饮壅肺，肺气上逆的咳喘痰多，配紫苏子、半夏等，以加强化痰降气之功；治肺有痰热者，配桑白皮、桔梗同用；治痰饮蓄结，胸膈痞满者，配海浮石、海蛤壳等同用，以化痰软坚。

2. 噫气，呕吐　治痰浊中阻、胃气上逆之噫气、呕吐、胃脘痞硬者，配代赭石、半夏等同用。

【用法用量】煎服，3～9g。因本品头状花序有绒毛，入汤剂悬浮难澄净，易刺激咽喉作痒而致呛咳呕吐，故须布包入煎。

【使用注意】本品温散，阴虚劳嗽、津伤燥咳者忌用。

川贝母　Chuānbèimǔ
《神农本草经》

川贝母为百合科植物川贝母、暗紫贝母、甘肃贝母、梭砂贝母、太白贝母或瓦布贝母的干燥鳞茎。生用。

【性味归经】苦、甘，微寒。归肺、心经。

【功效】清热润肺，化痰止咳，散结消痈。

【临床应用】

1.肺热、肺燥、肺虚之咳嗽　治肺热肺燥咳嗽，常配知母同用；治肺肾阴虚，久咳少痰，配百合、麦冬等同用；治肺虚劳嗽、咳痰带血者，配百部、阿胶等同用。

2.瘰疬，乳痈，肺痈，疮痈　治痰火郁结之瘰疬，配玄参、牡蛎等同用；治热毒壅结之乳痈、肺痈、疮痈，配蒲公英、鱼腥草等同用。

【用法用量】煎服，3～10g；研末冲服，1次1～2g。

【使用注意】不宜与川乌、制川乌、草乌、制草乌、附子同用。

浙贝母　Zhèbèimǔ
《本草正》

浙贝母为百合科植物浙贝母的干燥鳞茎。生用。

【性味归经】苦，寒。归肺、心经。

【功效】清热化痰止咳，解毒散结消痈。

【临床应用】

1.风热、痰热咳嗽　治外感风热咳嗽，配桑叶、前胡等，以疏散风热、宣肺止咳；治痰热郁肺之咳嗽痰黄稠者，配瓜蒌、知母等，以清肺化痰止咳。

2.瘰疬，瘿瘤，疮痈，肺痈　治痰火郁结瘰疬，配玄参、牡蛎等同用；治瘿瘤，配海藻、昆布等同用；治热毒疮痈，配连翘、蒲公英等；治肺痈，配鱼腥草、芦根等同用。

此外，本品功似川贝母而偏苦泄，以清热化痰、开郁散结之功见长。外感风热、痰热咳嗽及痰火、热毒壅结之病证多用。

【用法用量】煎服，5～10g。

【使用注意】同川贝母。

瓜蒌　Guālóu
《神农本草经》

瓜蒌为葫芦科植物栝楼和双边栝楼的干燥成熟果实。生用。

【性味归经】甘、微苦，寒。归肺、胃、大肠经。

【功效】清热涤痰，宽胸散结，润燥滑肠。

【临床应用】

1. **痰热咳喘** 治痰热内结，咳痰黄稠，胸闷兼大便不畅者，配黄芩、胆南星、枳实等同用；治燥热伤肺，咳痰不爽，咽喉干痛，配川贝母、天花粉等同用。

2. **胸痹，结胸** 治痰浊痹阻，胸阳不振的胸痹，配薤白、半夏等同用；治痰热互结心下之结胸，胸膈痞满、按之则痛者，配黄连、半夏等同用。

3. **肺痈，肠痈，乳痈** 治肺痈咳吐脓血，配鱼腥草、芦根等同用；治肠痈，配败酱草、薏苡仁等同用；治乳痈初起，红肿热痛，配当归、乳香等同用。

4. **肠燥便秘** 治胃肠实热，肠燥便秘，配火麻仁、郁李仁等同用。

【用法用量】煎服，9～15g。

【使用注意】本品甘寒而滑，脾虚便溏及湿痰、寒痰者忌用。反乌头，不宜与川乌、制川乌、草乌、制草乌、附子同用。

竹茹 Zhúrú
《名医别录》

竹茹为禾本科植物青秆竹、大头典竹或淡竹的茎秆的中间层。生用或姜汁炙用。

【性味归经】甘，微寒。归肺、胃、心、胆经。

【功效】清热化痰，除烦，止呕。

【临床应用】

1. **肺热咳嗽** 治肺热咳嗽、痰黄稠者，配瓜蒌，桑白皮等同用。

2. **痰火内扰烦躁** 治胆胃不和、痰热内扰、虚烦不眠者，配枳实、半夏等同用。

3. **胃热呕吐，妊娠恶阻** 治胃热或胃有痰热，胃失和降之呕吐，配黄连、半夏等同用；治胃虚有热而呕者，可配橘皮、人参等同用。

【用法用量】煎服，5～10g。生用清化痰热作用强，姜汁炙和胃止呕作用强。

【使用注意】胃寒呕吐及脾虚泄泻者不宜用。

竹沥 Zhúlì
《名医别录》

竹沥为禾本科植物青秆竹、大头典竹或淡竹的新鲜茎秆经火烤灼而流出的淡黄色澄清液汁。生用。

【性味归经】甘，寒。归心、肺、肝经。

【功效】清热滑痰，定惊利窍。

【临床应用】

1. **肺热痰壅咳喘** 治肺热咳嗽痰多，气喘胸闷，可单用鲜竹沥口服；治痰热咳喘、痰稠难咳、顽痰胶结者，配半夏、黄芩等同用。

2. **中风痰迷，痰热惊痫，小儿惊风** 治痰热郁闭清窍，中风口噤，癫狂，常配姜汁灌服；治小儿惊风，四肢抽搐，配胆南星、牛黄、姜汁等同用。

【用法用量】冲服，15～30mL。

【使用注意】本品性寒质滑，脾胃虚寒便溏者忌用。

桔梗 Jiégěng

《神农本草经》

桔梗为桔梗科植物桔梗的干燥根。生用。

【性味归经】苦、辛，平。归肺经。

【功效】宣肺，利咽，祛痰，排脓。

【临床应用】

1. **咳嗽痰多，胸闷不畅** 治风寒咳嗽、痰白清稀者，常配紫苏、杏仁同用；治风热或温病初起咳嗽、痰黄而稠者，配桑叶、菊花、杏仁等同用。

2. **肺痈吐脓** 治肺痈胸痛发热，咳吐脓血，痰黄腥臭，常与甘草同用。

3. **咽喉肿痛，失音** 治风热犯肺，咽痛失声者，常配甘草同用；治热毒壅盛，咽喉肿痛，常配射干、马勃等同用。

此外，取其开宣肺气之壅滞而通二便，用于治疗癃闭、便秘。取其性主上行，载药上行之功，在治疗上焦疾患的方药中，加入桔梗，以引药上行。

【用法用量】煎服 3 ～ 10g。

【使用注意】本品性升散，凡气机上逆之呕吐、呛咳、眩晕及阴虚火旺咯血不宜用。用量过大易致恶心呕吐。

第十七章 止咳平喘药

以制止或减轻咳嗽喘息为主要功效，用于治疗咳喘证的药物，称止咳平喘药。

止咳平喘药味或辛或苦或甘，性或温或寒，主入肺经。因其性味、质地、润燥之不同，故本类药物通过宣肺、降肺、泻肺、润肺、敛肺及化痰等不同作用，达到止咳、平喘的目的。其中有的药物偏于止咳，有的偏于平喘，或兼而有之。本类药物主要用于治疗多种原因所致的咳嗽喘息之证。

凡咳嗽兼咯血或痰中带血、有出血倾向者，或胃肠有出血，或孕妇，不宜使用刺激性强的止咳平喘药，以免加重出血或引起胎动不安；麻疹初起有表邪之咳嗽，不宜单投止咳药，以免恋邪而影响麻疹之透发；有毒性的药物，应注意炮制、用法与用量及不良反应的防治。

苦杏仁 Kǔxìngrén

《神农本草经》

苦杏仁为蔷薇科植物山杏、西伯利亚杏、东北杏或杏的干燥成熟种子。生用或炒用。

【性味归经】苦，微温；有小毒。归肺、大肠经。

【功效】降气止咳平喘，润肠通便。

【临床应用】

1. 咳喘诸证　治风寒咳喘，常与麻黄、甘草同用；治风热咳嗽，配桑叶、菊花等同用；治燥热咳嗽，配桑叶、沙参等同用；治肺热咳喘，配石膏、麻黄等同用。

2. 肠燥便秘　治津液不足，肠燥便秘，配柏子仁、郁李仁等同用。

【用法用量】煎服，5～10g，宜打碎入煎。生品入煎剂宜后下。

【使用注意】内服不宜过量，以免中毒。阴虚咳嗽、大便溏泄者忌用。婴幼儿慎用。

【附药】

甜杏仁　为蔷薇科植物杏或山杏的某些栽培品种的成熟种子，其味甘甜。性味甘、平，功效与苦杏仁相似，药力较缓，且偏于润肺止咳。用于虚劳咳嗽及津伤便秘。煎服，5～10g。

紫苏子　Zǐsūzǐ
《名医别录》

紫苏子为唇形科植物紫苏的干燥成熟果实。生用或炒用。

【性味归经】辛，温。归肺经。

【功效】降气化痰，止咳平喘，润肠通便。

【临床应用】

1. **痰壅气逆咳喘**　治痰多喘逆，胸闷食少，常与芥子、莱菔子同用；治上盛下虚之久咳痰喘，配肉桂、当归等同用。

2. **肠燥便秘**　配杏仁、火麻仁、瓜蒌仁等，如紫苏麻仁粥。

【用法用量】煎服，3～10g，或入丸散。

【使用注意】阴虚咳喘及脾虚便溏者慎用。

百部　Bǎibù
《名医别录》

百部为百部科植物百部、蔓生百部或对叶百部的干燥块根。生用或蜜炙用。

【性味归经】甘、苦，微温。归肺经。

【功效】润肺下气止咳，杀虫灭虱。

【临床应用】

1. **新久咳嗽，顿咳，肺痨咳嗽**　治风寒咳嗽，配伍荆芥、桔梗等同用；治风热咳嗽，配葛根、石膏、浙贝母等同用；治肺痨咳嗽，痰中带血，配伍阿胶、川贝母等同用；治顿咳，可单用或配伍川贝母、紫菀、白前等药同用。

2. **头虱体虱，蛲虫，阴道滴虫**　治头虱、体虱及疥癣等，可制成20%乙醇液，或50%水煎剂外搽；治蛲虫病，以生百部煎浓液，睡前保留灌肠；治阴道滴虫，可单用或配伍蛇床子、苦参等煎汤坐浴外洗。

【用法用量】煎服，3～9g。外用适量，水煎或酒浸。蜜炙百部润肺止咳，用于阴虚劳嗽。

【使用注意】本品易伤胃滑肠，脾虚食少便溏者忌用。

紫菀　Zǐwǎn
《神农本草经》

紫菀为菊科植物紫菀的干燥根及根茎。生用或蜜炙用。

【性味归经】辛、苦，温。归肺经。

【功效】润肺下气，消痰止咳。

【临床应用】

咳嗽有痰　治外感风邪、咳嗽咽痒、咳痰不爽者，则配伍荆芥、桔梗、百部等同用；治肺热咳嗽、痰黄稠者，常配伍桑白皮、浙贝母、黄芩等同用。

【用法用量】煎服，5～10g。

款冬花　Kuǎndōnghuā

《神农本草经》

款冬花为菊科植物款冬的干燥花蕾。生用或蜜炙用。

【性味归经】辛、微苦，温。归肺经。

【功效】润肺下气，止咳化痰。

【临床应用】

多种咳嗽　治寒邪伤肺，久咳不止，常与紫菀相须为用；治外感风寒，痰饮内停，咳喘痰多，配麻黄、细辛、半夏等同用；治肺热咳喘，配伍川贝母、桑白皮等同用；治阴虚燥咳，配沙参、麦冬等同用。

【用法用量】煎服，5～10g。

枇杷叶　Pípáyè

《名医别录》

枇杷叶为蔷薇科植物枇杷的干燥叶。生用或蜜炙用。

【性味归经】苦，微寒。归肺、胃经。

【功效】清肺止咳，降逆止呕。

【临床应用】

1.**肺热咳嗽**　治肺热咳喘，咳痰黄稠，常配黄芩、桑白皮等同用；治燥热咳喘，咳痰不爽或干咳无痰，常与桑叶、麦冬等同用。

2.**胃热呕吐**　治胃热呕吐呃逆，烦热口渴，配竹茹、黄连等同用；治中寒气逆，哕逆不止，饮食不入，配生姜、陈皮、甘草等同用。

此外，取其清胃止渴之功，治热病口渴及消渴，常配天花粉、知母等养阴润燥药同用。

【用法用量】煎服，6～10g，鲜品加倍。止咳宜炙用，止呕宜生用。

桑白皮　Sāngbáipí

《神农本草经》

桑白皮为桑科植物桑的干燥根皮。生用或蜜炙用。

【性味归经】甘，寒。归肺经。

【功效】泻肺平喘，利水消肿。

【临床应用】

1.**肺热咳喘**　治肺有伏火郁热，咳喘蒸热，常与地骨皮、甘草等同用；治肺虚有热而咳喘痰多、潮热盗汗，则常配伍人参、五味子等同用。

2.**水肿**　治肺气不宣，水气不行，全身水肿、面目肌肤浮肿、小便不利者，配伍茯苓皮、大腹皮、生姜皮等同用。

此外，本品能清肝降压，治疗肝阳上亢、肝火偏旺的头晕目眩、面红目赤，常配黄芩、夏枯草、决明子等，现代用于高血压属肝阳上亢者；尚有止血之功，用于治疗咯血、衄血。

【用法用量】煎服，6～12g，大剂量可用至30g。泻肺利水、平肝清火宜生用，肺虚咳嗽宜蜜炙用。

葶苈子　Tínglìzǐ
《神农本草经》

葶苈子为十字花科植物独行菜或播娘蒿的干燥成熟种子。生用或炒用。

【性味归经】辛、苦，大寒。归肺、膀胱经。

【功效】泻肺平喘，行水消肿。

【临床应用】

1.**痰涎壅盛咳喘**　治肺痈喘不得卧，胸胀满，一身面目悉肿，常配大枣同用；治肺热停饮，面目浮肿，咳喘不得平卧，配桑白皮、地骨皮、大腹皮等同用。

2.**胸腹积水实证**　治肺气壅实，水饮停聚，水肿胀满，小便不利，配牵牛子、椒目等同用；治湿热蕴阻之腹水肿满，配防己、椒目、大黄等同用。

【用法用量】煎服，3～10g，宜包煎；研末服3～6g。炒可缓其寒性，不易伤脾胃。

【使用注意】虚寒喘促、脾虚肿满者忌服。

第十八章　安神药

以安定神志为主要功效，用于治疗心神不宁的药物，称为安神药。

安神药多以矿石、贝壳或植物的种子入药，有质重沉降安定之性，主入心、肝经，具有重镇安神或养心安神的作用，主要用于治疗心悸、怔忡、失眠、健忘、多梦等心神不宁证。

本类药物多属对症治标之品，特别是矿石类安神药，只宜暂用，不可久服，应中病即止。有毒药物，不宜过量，以防中毒。矿石类安神药，入汤剂，应打碎先煎、久煎，如做丸散剂服时，须配伍养胃健脾之品，以免伤胃耗气。

龙骨　Lónggǔ
《神农本草经》

龙骨为古代大型哺乳动物东方剑齿象、犀牛等的骨骼化石。生用或煅用。

【性味归经】甘、涩，平。归心、肝经。

【功效】镇惊安神，平肝潜阳，收敛固涩，收湿敛疮。

【临床应用】

1. 心神不宁，心悸失眠，惊痫癫狂　治心神不宁、心悸失眠、健忘多梦等，可与石菖蒲、远志等同用；治痰热内盛、惊痫抽搐、癫狂发作，多与牛黄、胆南星、钩藤等药配伍。

2. 肝阳眩晕　治肝阴不足、肝阳上亢所致的头晕目眩、急躁易怒等，常与代赭石、生牡蛎等药同用。

3. 滑脱诸证　宜于治疗自汗、盗汗、遗精、滑精、遗尿、尿频、崩漏、带下等多种正虚滑脱之证。若治肾虚遗精、滑精，多与芡实、牡蛎等配伍同用；若治心肾两虚之小便频数，多与桑螵蛸、龟甲等配伍同用。

4. 湿疮湿疹，疮疡溃后不敛　治湿疮流水、湿疹瘙痒，多配伍牡蛎研粉外敷；治疮疡溃久不敛，与枯矾等分，共研细末，掺敷患处。

【用法用量】煎服，15～30g，打碎先煎。外用适量，煅后研末干掺。镇惊安神、平肝潜阳宜生用，收敛固涩、收湿敛疮宜煅用。

【使用注意】本品性涩，故湿热积滞者慎用。

【附药】

龙齿　为古代哺乳动物如象类、犀类、三趾马等的牙齿化石。性味甘、涩，凉，归心、肝经。功能镇惊安神，清热除烦，主惊痫癫狂、心悸怔忡、失眠多梦、身热心烦。

煎服，15～30g，先煎。

酸枣仁　Suānzǎorén

《神农本草经》

酸枣仁为鼠李科植物酸枣的干燥成熟种子。生用或炒用，用时捣碎。

【性味归经】甘、酸，平。归肝、胆、心经。

【功效】养心补肝，宁心安神，敛汗，生津。

【临床应用】

1.**虚烦不眠，惊悸多梦**　治心脾气血不足、心失所养之惊悸不安，常与当归、黄芪等药同用；治肝虚有热之虚烦失眠，可与茯苓、知母等药同用。

2.**体虚多汗**　治体虚自汗、盗汗等汗证，常与五味子、山茱萸、黄芪等益气固表止汗药配伍。

3.**津伤口渴**　用于津伤口渴咽干者，常与生地黄、麦冬、天花粉等养阴生津药同用。

【用法用量】煎服，10～15g。

柏子仁　Bǎizǐrén

《神农本草经》

柏子仁为柏科植物侧柏的干燥成熟种仁。生用。

【性味归经】甘，平。归心、肾、大肠经。

【功效】养心安神，润肠通便，止汗。

【临床应用】

1.**阴血不足，虚烦失眠，心悸怔忡**　治心阴血亏虚、心神失养之心烦失眠、心悸怔忡、头晕健忘，常与人参、五味子、白术等药同用；治心肾不交之心悸不宁、心烦少寐、梦遗健忘，可与麦冬、熟地黄等药同用。

2.**肠燥便秘**　治疗阴虚血亏，老年、产后等肠燥便秘证，常与郁李仁、杏仁等同用。

3.**阴虚盗汗**　治疗阴虚盗汗，常与酸枣仁、五味子等同用。

【用法用量】煎服，3～10g，大便溏泄者宜用柏子仁霜代替柏子仁。

【使用注意】本品质润滑肠，故大便溏薄及痰多者慎用。

首乌藤　Shǒuwūténg

《何首乌录》

首乌藤为蓼科植物何首乌的干燥藤茎。生用。

【性味归经】甘，平。归心、肝经。

【功效】养血安神，祛风通络。

【临床应用】

1. **心神不宁，失眠多梦** 治心肝阴血亏虚、心神失养之心神不宁、失眠多梦，多与合欢皮、酸枣仁等药同用。

2. **血虚身痛，风湿痹痛** 治疗血虚身痛，与鸡血藤、当归、川芎等药同用；治风湿痹痛，可与羌活、独活、桑寄生等同用。

3. **皮肤瘙疹** 治风疹、湿疹、疥癣等皮肤瘙痒症，可与蝉蜕、浮萍等药同用，煎汤外洗。

【用法用量】煎服，9 ～ 15g。外用适量，煎水洗患处。

远志 Yuǎnzhì
《神农本草经》

远志为远志科植物远志或卵叶远志的干燥根。生用或炙用。

【性味归经】苦、辛，温。归心、肾、肺经。

【功效】安神益智，交通心肾，祛痰，消肿。

【临床应用】

1. **失眠多梦，心悸怔忡，健忘** 治疗心肾不交之心神不宁、失眠、惊悸，与茯神、龙齿等药同用；治健忘症，与人参、茯苓、石菖蒲等同用。

2. **癫痫惊狂** 治痰阻心窍之癫痫抽搐、惊风发狂，常配伍半夏、天麻、全蝎等药同用。

3. **咳嗽痰多** 治疗外感风寒所致之咳嗽痰多黏稠、咳吐不爽，可与杏仁、贝母、瓜蒌等药物配伍，以增祛痰止咳之效。

4. **痈疽疮毒，乳房肿痛，喉痹** 治痈疽疮毒、乳房胀痛，可单用，或配伍其他解毒消肿药内服、外用均可。

【用法用量】煎服，3 ～ 10g。

【使用注意】凡实热或痰火内盛者，以及有胃溃疡或胃炎者慎用。

第十九章　平肝息风药

以平肝潜阳、息风止痉为主要功效，用于治疗肝阳上亢或肝风内动病证的药物，称平肝息风药。

平肝息风药皆入肝经，药性多属寒凉，多为沉降之品，其主要功效为平肝潜阳（或平抑肝阳）、息风止痉，主要用于治疗肝阳上亢之头晕目眩及肝风内动之痉挛抽搐病证。

根据平肝息风药的药性、功效及临床应用的不同，一般将其分为平抑肝阳药和息风止痉药两类。部分息风止痉药兼具平肝阳的作用，且两类药物常互相配合应用，故又将两类药物合称平肝息风药。

平肝息风药有性偏寒凉或性偏温燥之不同，故应区别使用。如脾虚慢惊者，不宜使用寒凉之品；阴虚血亏者，当忌温燥之品；阳气下陷者亦忌用本类药物。

第一节　平抑肝阳药

本类药物多为质重之介类或矿石类药物，部分为植物药，具有平肝潜阳或平抑肝阳之效，以及清肝热、安心神等作用。主要用治肝阳上亢证之头晕、头痛、目胀、舌质红、舌苔黄或少苔、脉弦数。

石决明　Shíjuémíng
《名医别录》

石决明为鲍科动物杂色鲍、皱纹盘鲍、羊鲍、澳洲鲍、耳鲍或白鲍的贝壳。生用或煅用，用时打碎。

【性味归经】咸，寒。归肝经。

【功效】平肝潜阳，清肝明目。

【临床应用】

1. **肝阳上亢，眩晕头痛**　治肝肾阴虚、肝阳上亢之头痛眩晕，常与生地黄、白芍等同用；治肝阳上亢兼肝火亢盛之头晕头痛、烦躁易怒者，可与羚羊角、夏枯草等同用。

2. **目赤翳障**　治肝火上炎，目赤肿痛，可与夏枯草、决明子、菊花等清肝明目药配伍同用。

【用法用量】煎服，6～20g，先煎。平肝、清肝宜生用，外用点眼宜煅用、水飞。

【使用注意】本品咸寒，易伤脾胃，故脾胃虚寒，食少便溏者慎用。

珍珠母 Zhēnzhūmǔ
《本草图经》

珍珠母为蚌科动物三角帆蚌、褶纹冠蚌或珍珠贝科动物马氏珍珠贝的贝壳。生用或煅用，用时打碎。

【性味归经】咸，寒。归肝、心经。

【功效】平肝潜阳，清肝明目，镇心安神。

【临床应用】

1. **肝阳上亢，眩晕头痛** 治肝阳上亢，头痛眩晕，常配伍石决明、牡蛎等药同用。

2. **目赤肿痛，视物昏花** 治肝火上炎之目赤肿痛、目生翳障，常与石决明、菊花、夏枯草等药配伍，以清肝明目退翳。

3. **惊悸失眠** 治疗心悸失眠、心神不宁，可与朱砂、龙骨等同用。

【用法用量】煎服，10～25g，先煎。

【使用注意】本品性寒质重，易伤脾胃，脾胃虚寒者慎服。

牡蛎 Mǔlì
《神农本草经》

牡蛎为牡蛎科动物长牡蛎、大连湾牡蛎或近江牡蛎的贝壳。生用或煅用，用时打碎。

【性味归经】咸、涩，微寒。归肝、肾经。

【功效】益阴潜阳，软坚散结，收敛固涩，制酸止痛。

【临床应用】

1. **肝阳上亢，头晕目眩** 治水不涵木、阴虚阳亢、眩晕耳鸣之证，常与龟甲、龙骨等同用。

2. **痰核，瘰疬，癥瘕积聚** 善治痰火郁结之痰核、瘰疬，常与浙贝母、玄参、夏枯草等同用；治各种癥瘕痞块，常与鳖甲、丹参、莪术等配伍，以消癥散结。

3. **滑脱诸证** 常与煅龙骨相须为用，配合补虚药治疗自汗、盗汗、遗精、遗尿等多种滑脱不禁之证。

4. **胃痛泛酸** 治胃痛泛酸，常与乌贼骨、浙贝母共为细末，内服取效。

【用法用量】煎服，9～30g，先煎。收敛固涩、制酸止痛宜煅用，余皆生用。

代赭石 Dàizhěshí
《神农本草经》

代赭石为氧化物类矿物刚玉族赤铁矿，主含三氧化二铁（Fe_2O_3）。打碎生用或醋淬研粉用。

【性味归经】苦，寒。归肝、心、肺、胃经。

【功效】平肝潜阳，重镇降逆，凉血止血。

【临床应用】

1.**肝阳上亢，头晕目眩**　治肝肾阴虚、肝阳上亢者，每与龟甲、牡蛎等同用；治肝阳上亢、肝火盛者，每与石决明、夏枯草、牛膝等同用。

2.**呕吐，呃逆，噫气**　用治胃气上逆之呕吐、呃逆、噫气不止等，常与旋覆花、半夏、生姜等同用。

3.**气逆喘息**　可单用本品研末，米醋调服取效；若治肺肾不足、阴阳两虚之虚喘，常与党参、山茱萸等同用。

4.**血热吐衄，崩漏**　治血热妄行之吐血、衄血，可与白芍、竹茹等同用；用治崩漏下血日久，可与禹余粮、赤石脂等同用。

【用法用量】煎服，9～30g，先煎。降逆、平肝生用，止血煅用。

【使用注意】虚寒证及孕妇慎用。因含微量砷，故不宜长期服用。

刺蒺藜　Cijílí

《神农本草经》

刺蒺藜为蒺藜科植物蒺藜的干燥成熟果实。生用或炒用。

【性味归经】苦、辛，平；有小毒。归肝经。

【功效】平降肝阳，疏肝解郁，祛风明目，祛风止痒。

【临床应用】

1.**肝阳上亢，头目胀痛**　治肝阳上亢，头目胀痛，常与珍珠母、钩藤、菊花等同用，以增强其平肝之功。

2.**胸胁胀痛，乳闭胀痛**　治肝郁气滞，胸胁胀痛，可与柴胡、香附等疏理肝气药配伍；治产后肝郁、乳汁不通、乳房胀痛，可单用本品研末服用，或配穿山甲、王不留行等同用。

3.**目赤翳障**　治风热目赤肿痛、多泪或翳膜遮睛等，常与菊花、决明子、蔓荆子等同用。

4.**风疹瘙痒，白癜风**　治疗风疹瘙痒，常与防风、荆芥、地肤子等配伍；治白癜风，可单用本品研末冲服。

【用法用量】煎服，6～10g。

【使用注意】血虚气弱、阴虚不足、孕妇均慎服。

第二节　息风止痉药

息风止痉药多系虫类药，以息肝风、止痉挛抽搐为主要功效，主要用于治疗热极生风证、肝阳化风证等所致之眩晕欲仆、痉挛抽搐、项强肢颤，或风中经络之口眼㖞斜、半身不遂等病证。

羚羊角 Língyángjiǎo
《神农本草经》

羚羊角为牛科动物赛加羚羊的角。用时镑片、锉末或磨汁。

【性味归经】咸，寒。归肝、心经。

【功效】平肝息风，清肝明目，清热解毒。

【临床应用】

1. **肝风内动，惊痫抽搐** 治温热病热邪炽盛、热极动风之高热神昏、痉厥抽搐，常与钩藤、菊花等同用。

2. **肝阳上亢，头晕目眩** 治肝阳上亢，头晕目眩，可与石决明、牡蛎等同用。

3. **肝火上炎，目赤头痛** 治肝火上炎之头痛、头晕、目赤肿痛、羞明流泪等，常与龙胆、决明子等同用。

4. **温热病壮热神昏，热毒发斑** 治热病神昏、壮热、躁狂、抽搐等，常与石膏、寒水石等同用；治热毒发斑，每与生地黄、赤芍等同用。

【用法用量】煎服，1～3g，另煎2小时以上。磨汁或研粉服，每次0.3～0.6g。

【使用注意】脾虚慢惊忌用，无火热者忌用。

【附药】

山羊角 为牛科动物青羊的角。性味咸寒，归肝经，有平肝镇惊作用。用于肝阳上亢之头晕目眩、肝火上炎之目赤肿痛，以及肝风内动、惊痫抽搐等。其性能、功用与羚羊角相似，惟药力较弱，可作为羚羊角的代用品。煎服，10～15g。

牛黄 Niúhuáng
《神农本草经》

牛黄为牛科动物牛的干燥胆结石。研极细粉末用。

【性味归经】苦，凉。归肝、心经。

【功效】息风止痉，清心化痰，开窍醒神，清热解毒。

【临床应用】

1. **壮热神昏，惊厥抽搐** 治温热病及小儿惊风，常与朱砂、全蝎等同用。

2. **神昏，口噤，痰鸣** 治疗温热病热入心包及中风、惊风、癫痫等痰热蒙蔽心窍之证，常与麝香、栀子、黄连等药同用。

3. **咽喉肿痛，溃烂及痈疽疔毒** 治一切痈肿疮疡、咽喉肿痛、口舌生疮，常与黄芩、雄黄、大黄等同用；治痈疽、疔毒、乳岩、瘰疬等，常与麝香、乳香、没药等合用。

【用法用量】入丸散，每次0.15～0.35g。外用适量，研细末敷患处。

【使用注意】孕妇慎用。

钩藤　Gōuténg

《名医别录》

钩藤为茜草科植物钩藤、大叶钩藤、毛钩藤、华钩藤或无柄果钩藤的干燥带钩茎枝。生用。

【性味归经】甘，微寒。归肝、心包经。

【功效】息风止痉，清肝平肝，疏风散热。

【临床应用】

1.**肝风内动，惊痫抽搐**　治手足抽搐等，常与天麻、全蝎等同用；治温热病热极生风，痉挛抽搐，多与羚羊角、白芍、菊花等同用。

2.**肝阳上亢，头痛眩晕**　本品既清肝热，又平肝阳。治肝阳上亢之头痛、眩晕，常与天麻、石决明等同用。治兼肝火上炎者，常与夏枯草、栀子等同用。

此外，本品兼能疏风透热，尚可用于感冒夹惊、风热头痛及小儿惊哭夜啼。

【用法用量】煎服，3～12g，后下。

天麻　Tiānmá

《神农本草经》

天麻为兰科植物天麻的干燥块茎。生用。

【性味归经】甘，平。归肝经。

【功效】息风止痉，平抑肝阳，祛风通络。

【临床应用】

1.**惊痫抽搐**　为治肝风内动、惊痫抽搐之常用药。治小儿急惊风，可与羚羊角、钩藤等同用；治小儿脾虚慢惊，则与人参、白术等同用。

2.**眩晕头痛**　治肝阳上亢之眩晕、头痛，常与钩藤、石决明等同用；治风痰上扰之眩晕、头痛，常与半夏、白术等同用。

3.**中风手足不遂，风湿痹痛**　治中风手足不遂、肢体麻木、痉挛抽搐等，常与川芎、全蝎等同用；治风湿痹痛、关节屈伸不利者，多与秦艽、羌活等同用。

【用法用量】煎服，3～10g。

地龙　Dìlóng

《神农本草经》

地龙为钜蚓科动物参环毛蚓、通俗环毛蚓、威廉环毛蚓或栉盲环毛蚓的干燥体。生用。

【性味归经】咸，寒。归肝、脾、膀胱经。

【功效】清热定惊，通经活络，平喘，利水。

【临床应用】

1.**高热惊痫、癫狂**　治温热病热极生风、神昏谵语、痉挛抽搐，常与钩藤、牛黄、白僵蚕等同用。

2. **半身不遂**　治气虚血滞、中风半身不遂、口眼㖞斜等，常与黄芪、当归、川芎等配伍。

3. **风湿痹证**　治关节红肿疼痛、屈伸不利之热痹，常与秦艽、防己等同用；若治风寒湿痹，宜与川乌、天南星等同用。

4. **肺热哮喘**　治邪热壅肺、肺失肃降之喘息不止、喉中哮鸣有声者，可与麻黄、石膏等同用。

5. **小便不利或尿闭不通**　治热结膀胱，小便不利，甚则尿闭不通，常配伍车前子、木通等同用。

【**用法用量**】煎服，5～10g。

僵蚕　Jiāngcán

《神农本草经》

僵蚕为蚕蛾科昆虫家蚕的幼虫感染（或人工接种）白僵菌而致死的干燥体。生用或炒用。

【**性味归经**】咸、辛，平。归肝、肺经。

【**功效**】息风止痉，祛风通络，疏风散热，化痰散结。

【**临床应用**】

1. **惊痫抽搐**　治小儿痰热急惊风，可与全蝎、牛黄、胆南星等同用；治小儿脾虚久泻、慢惊抽搐，常与党参、白术、天麻等同用。

2. **风中经络，口眼㖞斜**　治风中经络、口眼㖞斜、痉挛抽搐，常与全蝎、白附子等同用。

3. **风热头痛、目赤、咽肿或风疹瘙痒**　治肝经风热上攻之头痛、目赤肿痛、迎风流泪等，常与桑叶、荆芥等同用；治风热上攻之咽喉肿痛、声音嘶哑者，可与桔梗、甘草等同用；治风热郁于皮肤，风疹瘙痒，可与蝉蜕、薄荷等同用。

4. **痰核、瘰疬**　治疗痰核、瘰疬，常与浙贝母、夏枯草、连翘等药同用。

【**用法用量**】煎服，5～10g。

第二十章 开窍药

凡具辛香走窜之性，以开窍醒神为主要作用，治疗神昏闭证的药物，称为开窍药，又名芳香开窍药。

本类药气味多辛香而善于走窜，皆入心经，主要功效是开窍醒神，部分开窍药以其辛香行散之性，尚兼行气、活血、止痛、消食、辟秽、解毒等功效。主要用于治疗温热病热陷心包证、痰浊、瘀血等蒙蔽心窍所致的神昏谵语，兼见惊风、癫痫、中风等猝然昏厥、痉挛抽搐等。同时，也可用于气滞或气结证，以及寒湿、热毒、瘀血等有形或无形之邪痹阻经脉、四肢关节或上中下三焦所致的风湿痹痛、疮疡肿毒、胸痹、癥瘕积聚等病证。

开窍药辛香走窜，为救急、治标之品，且能耗气而伤阴，故只宜暂服，不可久用。因本类药物性质辛香，其有效成分易于挥发，内服多不宜入煎剂，只入丸剂、散剂服用。

麝香 Shèxiāng
《神农本草经》

麝香为鹿科动物林麝、马麝或原麝成熟雄体香囊中的干燥分泌物。家麝直接从香囊中取出麝香仁，阴干。

【性味归经】辛，温。归心、脾经。

【功效】开窍醒神，活血通经，消肿止痛。

【临床应用】

1.**闭证神昏** 热陷心包、痰热蒙蔽心窍、小儿惊风及中风痰厥等热闭证，常配伍牛黄、珍珠、冰片等；若因寒痰水湿闭阻心窍之寒闭神昏，常配伍苏合香、安息香、檀香等。

2.**疮疡肿毒，瘰疬痰核，咽喉肿痛** 用治上述诸症，内服、外用均有良效。治疮疡肿毒，常与雄黄、乳香、没药等同用；治咽喉肿痛，可与牛黄、蟾酥、珍珠等配伍。

3.**血瘀经闭，癥瘕，跌打损伤，风湿痹痛** 治疗血瘀重症，可与水蛭、虻虫、三棱等破血消癥药配伍；治风寒湿痹证，可与独活、威灵仙、桑寄生等配伍。

4.**难产，死胎，胞衣不下** 治难产、死胎、胞衣不下，常与肉桂配伍。

【用法用量】入丸散，每次 0.03 ～ 0.1g。外用适量。不宜入煎剂。

【使用注意】孕妇禁用。

冰片　Bīngpiàn
《新修本草》

冰片为龙脑香科植物龙脑香树脂的加工品，或龙脑香树的树干、树枝切碎，经蒸馏冷却而得的结晶，称"龙脑冰片"，亦称"梅片"。冰片成品须储藏于干燥阴凉处密闭保存。

【性味归经】辛、苦，微寒。归心、脾、肺经。

【功效】开窍醒神，清热止痛。

【临床应用】

1.**闭证神昏、惊厥**　治疗热毒内陷心包、痰热蒙蔽心窍等热闭证，常与牛黄、栀子、黄连等配伍；若寒闭证，则常配伍苏合香、安息香等。

2.**目赤肿痛，喉痹口疮，耳道流脓**　治疗目赤肿痛，单用点眼即效，也可与炉甘石、硼砂、熊胆等配伍；治疗咽喉肿痛、口舌生疮，常与硼砂、朱砂等配伍。

3.**疮疡肿痛，疮溃不敛，水火烫伤**　治疮疡溃后日久不敛，可配伍牛黄、珍珠、炉甘石等，或与象皮、血竭、乳香等同用；治疗水火烫伤，可与紫草、黄连等制成药膏外用。

【用法用量】入丸散，每次 0.15～0.3g。外用适量，研粉点敷患处。不宜入煎剂。

苏合香　Sūhéxiāng
《名医别录》

苏合香为金缕梅科植物苏合香树的树干渗出的香树脂。常贮藏于铁桶内，灌以清水浸之，以防香气走失，置于阴凉处。

【性味归经】辛，温。归心、脾经。

【功效】开窍，辟秽，止痛。

【临床应用】

1.**寒闭神昏**　治疗中风痰厥、惊痫属于寒邪、痰浊内闭者，常与麝香、安息香、檀香等配伍。

2.**胸腹冷痛，满闷**　治疗寒痰、瘀血闭阻之胸脘痞满、冷痛等，常与冰片同用。

此外，本品能温通散寒，为治疗冻疮的良药。

【用法用量】入丸散，0.3～1g。外用适量。不入煎剂。

石菖蒲　Shíchāngpú
《神农本草经》

石菖蒲为天南星科植物石菖蒲的干燥根茎。秋冬两季采挖，除去须根及泥沙，晒干，生用。

【性味归经】辛、苦，温。归心、胃经。

【功效】开窍豁痰，醒神益智，化湿开胃。

【临床应用】

1. **痰迷心窍，神志昏迷**　治中风痰迷心窍，神志混乱，常与半夏、天南星等合用；若治痰热蒙蔽心窍，高热伴神昏谵语者，常与郁金、竹沥等配伍；治癫痫抽搐者，则可与竹茹、枳实等配伍。

2. **健忘、失眠、心悸、眩晕、嗜睡等**　治健忘，常与人参、茯苓、远志同用；治劳心过度、心神失养之失眠、多梦、心悸，常与远志、朱砂等配伍；治湿浊蒙蔽清窍所致的头晕、嗜睡、健忘等，常与茯苓、远志等配伍。

3. **耳鸣、耳聋、失音等**　治劳聋积久，常配伍白蔹、牡丹皮、山茱萸等外用；治风冷伤肺，声音嘶哑，常配伍桂心、生姜等；治心肾两虚、痰浊上扰之耳鸣耳聋、头昏、心悸，常与菟丝子、女贞子、旱莲草等配伍。

4. **霍乱、腹痛、痞满、带下、下利等**　治湿阻中焦导致升降失常引发的霍乱、腹痛、痞满、带下、下利等多种病证，常与砂仁、苍术等同用；治湿浊下注之赤白带下证，配伍补骨脂。

【用法用量】煎服，3～10g，鲜品加倍。

第二十一章　补虚药

以补虚扶弱、纠正人体气血阴阳虚衰为主要功效，用于治疗虚证的药物，称为补虚药。

本类药物能够扶助正气，补益精微，根据"甘能补"的理论，大多具有甘味。主要功效是补虚扶弱，主要用于补充人体气血阴阳之亏损而治虚弱诸症。

根据补虚药的药性及功效主治差异，可分为补气药、补阳药、补血药、补阴药。

补虚药原为虚证而设，凡身体健康，并无虚弱表现者，不宜滥用，以免导致阴阳平衡失调，气血不和，"误补益疾"。实邪方盛，正气未虚者，以祛邪为要，亦不宜用本类药，以免闭门留寇。使用补虚药时，还应注意顾护脾胃，适当配伍健脾消食药，以促进运化，使补虚药能充分发挥作用。

第一节　补气药

本类药物性味多甘温（或甘平），以补脾气和补肺气为主，部分药物能补心气、补肾气，个别药物能补元气。主要用于：脾气虚证，症见食欲不振，脘腹胀满，大便溏薄，体倦神疲，面色萎黄，消瘦或一身浮肿，甚或脏器下垂等；肺气虚证，症见气少喘促，动则益甚，咳嗽无力，声音低怯，易出虚汗等；心气虚证，症见心悸怔忡，胸闷气短，活动后加剧等；肾气虚证，症见尿频或尿后余沥不尽，或遗尿，或男子早泄遗精，女子带下清稀等；元气虚之轻症，常表现为某些脏器虚；元气虚极欲脱，可见气息短促，脉微欲绝等。

人参　Rénshēn
《神农本草经》

人参为五加科植物人参的干燥根和根茎。切片或研粉用。

【性味归经】甘、微苦，微温。归脾、肺、心、肾经。

【功效】大补元气，复脉固脱，补脾益肺，生津养血，安神益智。

【临床应用】

1. 元气虚极欲脱证　治大病、久病及大吐泻、大失血等各种原因所致人体元气耗散、体虚欲脱、脉微欲绝之危重证候，单用本品煎服；治元气大脱，或暴崩失血，导致阳气暴脱，见大汗淋漓、气促喘急、肢冷脉微等，与附子配伍；治气阴两虚或气虚亡阴，与麦冬、五味子配伍。

2. **脾肺气虚证** 治脾虚不运，倦怠乏力，食少便溏，与白术、茯苓、甘草配伍；治脾虚、中气下陷之短气不足以息，脏器脱垂，与黄芪、升麻、柴胡等配伍；治脾气虚弱，不能统血，导致长期失血者，与黄芪、白术等配伍；治脾气虚衰，气虚不能生血，以致气血两虚者，与当归、白术等配伍；治肺气虚，咳喘、痰多者，常与五味子、苏子、杏仁等配伍；治肺肾两虚、肾不纳气的虚喘，与蛤蚧等配伍。

3. **热病气虚津伤口渴及消渴证** 治热病气津两伤，口渴、多汗、脉大无力者，与石膏、知母等配伍；治消渴兼有气虚者，常与麦冬、沙参、天花粉等配伍使用。

4. **心悸、失眠、健忘** 治心气虚之心悸、健忘、失眠多梦，可单用，或与酸枣仁、柏子仁等配伍。

5. **阳痿、宫冷** 治肾阳虚衰之阳痿、宫冷，常与鹿茸等配伍。

【用法用量】3～9g，另煎兑服；也可研粉吞服，1次2g，1日2次。一般认为生晒参药性平和，多用于气阴不足者；红参药性偏温，多用于阳气虚弱者。

【使用注意】不宜与藜芦、五灵脂同用。实证、热证而正气不虚者忌服。

西洋参 Xīyángshēn
《增订本草备要》

西洋参为五加科植物西洋参的干燥根。切片生用。

【性味归经】甘、微苦，凉。归肺、心、肾经。

【功效】补气养阴，清热生津。

【临床应用】

1. **气阴两虚证** 治气阴两伤，气短息促、神疲乏力、心烦口渴者，常与麦冬、五味子等同用；治火热耗伤肺脏气阴所致短气喘促、咳嗽痰少，或痰中带血者，每与玉竹、麦冬、川贝母等配伍。

2. **热病气虚津伤口渴及消渴** 治热伤气津所致身热多汗、口渴心烦、体倦少气、脉虚数者，与西瓜翠衣、竹叶、麦冬等配伍；治消渴气阴两伤，常与黄芪、山药、天花粉等配伍。

此外，可用于肠热便血，有清肠止血之效，可与龙眼肉蒸服。

【用法用量】3～6g，另煎兑服。

【使用注意】不宜与藜芦同用。

党参 Dǎngshēn
《增订本草备要》

党参为桔梗科植物党参、素花党参或川党参的干燥根。切厚片，生用。

【性味归经】甘，平。归脾、肺经。

【功效】补脾益肺，养血生津。

【临床应用】

1. **脾肺气虚证** 治脾气虚弱所致的体虚倦怠、食少便溏、吐泻等，与白术、茯苓等配伍；治肺气亏虚的咳嗽气促、语声低弱等，与黄芪、蛤蚧等配伍。

2.气津两伤证　治气津两伤的轻证，有类似人参而弱于人参的补气生津作用，与麦冬、五味子等配伍。

3.气血两虚证　治气血双亏所致面色苍白或萎黄、头晕心悸、体弱乏力等，与白术、当归等配伍。

【用法用量】煎服，9～30g。

【使用注意】不宜与藜芦同用。

黄芪　Huángqí

《神农本草经》

黄芪为豆科植物蒙古黄芪或膜荚黄芪的干燥根。生用或蜜炙用。

【性味归经】甘，微温。归脾、肺经。

【功效】补气升阳，固表止汗，利水消肿，生津养血，行滞通痹，托毒排脓，敛疮生肌。

【临床应用】

1.脾胃气虚及中气下陷诸证　治脾气虚弱，倦怠乏力、食少便溏者，可单用熬膏服，或与人参、白术等配伍；治脾虚中气下陷所致久泻脱肛、内脏下垂者，与人参、升麻、柴胡等配伍；治脾虚不能统血之失血证，常与补气摄血、止血之品配伍；治中焦虚寒，腹痛拘急，与桂枝、白芍、甘草等配伍。

2.肺气虚及表虚自汗，气虚外感诸证　治肺气虚弱，咳喘气短，与紫菀、五味子等配伍；治表虚不固的自汗，与牡蛎、麻黄根等药配伍；治表虚自汗而易感风邪者，常与白术、防风配伍；若治阴虚引起的盗汗，与生地黄、黄柏等滋阴降火药配伍。

3.血虚证，气血两虚证　治血虚及气血两虚所致的面色萎黄、神倦脉虚等，与当归配伍。

4.消渴证　治内热消渴，可单用熬膏服，或与生地黄、麦冬、天花粉等同用。

5.关节痹痛，肢体麻木或半身不遂　治气虚血滞不行的关节痹痛、肢体麻木或半身不遂，与当归、红花、地龙等配伍。

6.痈疽难溃或久溃不敛　治疮疡中期，正虚毒盛不能托毒外达，疮形平塌，根盘散漫，难溃难腐者，与人参、当归、白芷等配伍；治溃疡后期，疮口难敛者，与人参、当归、肉桂等配伍。

【用法用量】煎服，9～30g。一般认为，治气虚卫表不固、疮疡脓成不溃、溃后不敛者，多用生品；蜜炙可增强其补中益气作用，多用于气血不足、中气下陷、脾肺气虚。

白术　Báizhú

《神农本草经》

白术为菊科植物白术的干燥根茎。生用或土炒、麸炒用。

【性味归经】甘、苦，温。归脾、胃经。

【功效】健脾益气，燥湿利水，止汗，安胎。

【临床应用】

1. **脾气虚证**　治脾气虚弱之食少神疲，与人参、茯苓、炙甘草等配伍；治脾胃虚寒之腹满泄泻，与人参、干姜、炙甘草等配伍；治脾虚而有积滞之脘腹痞满，与枳实配伍。

2. **痰饮，水肿**　治脾虚中阳不振、痰饮内停者，与桂枝、茯苓、甘草等配伍；治脾虚水肿，与茯苓、泽泻等配伍。

3. **气虚自汗**　治脾虚气弱，肌表不固而自汗，可单用为散服，或与黄芪、防风等配伍。

4. **胎动不安**　治脾虚气弱、胎动不安之证，如有内热者，可配黄芩；若兼气滞胸腹胀满者，可配苏梗、砂仁、陈皮等；兼胎气不固，腰酸腹痛者，又多以杜仲、续断、菟丝子等合用。

【用法用量】煎服，6～12g。燥湿利水宜生用，补气健脾宜炒用，健脾止泻宜炒焦用。

【使用注意】本品温燥，阴虚内热或津液亏耗燥渴者不宜。

甘草　Gāncǎo
《神农本草经》

甘草为豆科植物甘草、胀果甘草或光果甘草的干燥根和根茎切片。生用或蜜炙用。

【性味归经】甘，平。归心、肺、脾、胃经。

【功效】补脾益气，清热解毒，祛痰止咳，缓急止痛，调和诸药。

【临床应用】

1. **心气不足的心动悸、脉结代**　治心气虚所致的心动悸，脉结代，常与人参、阿胶、桂枝等配伍。

2. **脾气虚证**　治脾气虚弱所致的倦怠乏力，食少便溏等，常与人参、白术、茯苓等配伍。

3. **痰多咳嗽**　治风寒咳嗽，与麻黄、杏仁等配伍；治肺热咳喘，常与石膏、麻黄、杏仁等配伍；治寒痰咳喘，常与干姜、细辛等配伍；治湿痰咳嗽，常与陈皮、半夏、茯苓等配伍。

4. **脘腹及四肢挛急作痛**　治阴血不足，筋失所养而挛急作痛者，常与白芍配伍；治脾胃虚寒，营血不能温养所致者，常与桂枝、白芍、饴糖等配伍。

5. **热毒疮疡，咽喉肿痛及药物、食物中毒**　治热毒疮疡，常与金银花、连翘等配伍；治咽喉肿痛，可单用煎服，或与桔梗配伍；治药物、食物中毒，在无特殊解毒药时，可用甘草治之，亦可与绿豆或大豆煎汤服。

此外，本品能缓和烈性或减轻毒副作用，又可调和脾胃。

【用法用量】煎服，2～10g。生用性偏凉，可清热解毒；蜜炙药性微温，并可增强补益心脾之气和润肺止咳作用。

【使用注意】不宜与海藻、京大戟、红大戟、芫花、甘遂同用。本品有助湿壅气之弊，湿盛胀满、水肿者不宜用。大剂量久服可导致水钠潴留，引起浮肿。

第二节　补阳药

本类药物性味多甘温或咸温，以补助阳气为主要功效，尤以温补肾阳为主，主要用于肾阳虚证，症见肾阳不足的形寒肢冷，腰膝酸软，性欲淡漠，阳痿早泄，遗精滑精，尿频遗尿，宫寒不孕；肾阳虚而不能纳气的呼多吸少，咳嗽喘促；肾阳衰微，火不生土，脾失温运的腹中冷痛，黎明泄泻；肾阳虚而精髓亦亏的头晕目眩，耳鸣耳聋，须发早白，筋骨痿软，小儿发育不良，囟门不合，齿迟行迟；肾阳虚而气化不行的水泛浮肿；下元虚冷，冲任失调之崩漏不止，带下清稀等。

鹿茸　Lùróng
《神农本草经》

鹿茸为鹿科动物梅花鹿或马鹿的雄鹿未骨化密生绒毛的幼角。前者习称"花鹿茸"，后者习称"马鹿茸"。切片，或研细粉用。

【性味归经】甘、咸，温。归肾、肝经。

【功效】壮肾阳，益精血，强筋骨，调冲任，托疮毒。

【临床应用】

1. **肾阳虚衰，精血亏虚证**　治肾阳虚衰、精血亏虚之阳痿滑精、宫冷不孕、眩晕、耳鸣、神疲、畏寒等，可单用研末，亦常与人参、枸杞子等配伍。

2. **肝肾亏虚证**　治肝肾亏虚、精血不足所致的筋骨痿软，常与熟地黄、牛膝、杜仲等配伍。若小儿发育不良，囟门过期不合，齿迟、行迟等，与五加皮、熟地黄、山茱萸等配伍。

3. **妇女冲任虚寒，崩漏带下**　治崩漏不止，与当归、阿胶、蒲黄等配伍；治带下清稀量多，与狗脊、芡实、莲子等配伍。

4. **疮疡内陷不起或久溃不敛**　治疮疡久溃不敛、脓出清稀，或阴疽内陷不起，与黄芪、当归、肉桂等配伍。

【用法用量】研末冲服，1～2g。

【使用注意】凡发热者均当忌服。用本品宜从小量开始，缓缓增加，不可骤用大量，以免阳升风动，头晕目赤，或伤阴动血。

淫羊藿　Yínyánghuò
《神农本草经》

淫羊藿为小檗科多年生草本植物淫羊藿、箭叶淫羊藿、柔毛淫羊藿或朝鲜淫羊藿的干燥叶。生用或以羊脂油炙用。

【性味归经】辛、甘，温。归肝、肾经。

【功效】补肾阳，强筋骨，祛风湿。

【临床应用】

1.**肾阳虚衰证**　治肾阳虚衰之男子阳痿不育，可单用本品浸酒服；若兼肾精亏损，阳痿精衰，虚寒无子，与巴戟天、枸杞子、熟地黄等配伍；治女子宫冷不孕，与鹿茸、当归等配伍；治肾阳虚衰之尿频、遗尿，常与巴戟天、桑螵蛸等配伍。

2.**肝肾不足，风湿久痹**　治肝肾不足之筋骨痿弱、步履艰难，常与杜仲、巴戟天、桑寄生等配伍；治风湿久痹，肢体拘挛麻木或疼痛，可单用浸酒服，或与天麻、牛膝等配伍。

【用法用量】煎服，6～10g。

【使用注意】阴虚火旺者忌用。

巴戟天　Bājǐtiān
《神农本草经》

巴戟天为茜草科藤状灌木植物巴戟天的干燥根。生用或盐炙用。

【性味归经】甘、辛，微温。归肾、肝经。

【功效】补肾阳，强筋骨，祛风湿。

【临床应用】

1.**肾阳虚弱，精血不足证**　治肾阳亏虚、精血不足之阳痿、不孕，与淫羊藿、仙茅、枸杞子等配伍；治月经不调、少腹冷痛，常与肉桂、吴茱萸、高良姜等配伍。

2.**肝肾不足，风湿久痹**　治筋骨痿软，腰膝冷痛，或风湿久痹，步履艰难，常与杜仲、肉苁蓉、菟丝子等配伍。

【用法用量】煎服，3～10g。

【使用注意】阴虚火旺或有湿热者忌用。

杜仲　Dùzhòng
《神农本草经》

杜仲为杜仲科落叶乔木植物杜仲的干燥树皮。切块或切丝，生用或盐水炒用。

【性味归经】甘，温。归肝、肾经。

【功效】补肝肾，强筋骨，安胎。

【临床应用】

1.**腰膝酸痛，筋骨无力**　治肝肾不足之腰膝酸痛，筋骨痿软，单用浸酒即效，或与补骨脂、核桃仁等配伍。

2.**妊娠漏血，胎动不安**　治肝肾亏虚之妊娠漏血，常与菟丝子、续断等配伍；治肝肾亏虚之胎动不安、腰痛如坠，与续断研末，枣肉为丸服，亦可与菟丝子、阿胶等配伍。

【用法用量】煎服，6～10g。

【使用注意】阴虚火旺者慎用。

续断 Xùduàn

《神农本草经》

续断为川续断科多年生草本植物川续断的干燥根。生用。

【性味归经】苦、辛，微温。归肝、肾经。

【功效】补肝肾，强筋骨，续折伤，止崩漏。

【临床应用】

1. **腰膝酸软，风湿痹痛** 治肝肾不足之腰膝酸软，常与杜仲、牛膝、补骨脂等配伍；治风寒湿痹而兼肝肾亏虚的筋挛骨痛，常与萆薢、防风、牛膝等配伍。

2. **跌仆损伤，筋伤骨折** 治跌仆损伤、筋伤骨折，常与骨碎补、自然铜、土鳖虫等配伍；治外伤瘀肿疼痛，常与乳香、没药、桃仁等配伍。

3. **崩漏，胎漏** 治肝肾亏虚、冲任不固之胎漏下血，常与桑寄生、菟丝子、阿胶配伍；治肝肾亏虚之崩漏经多，常与黄芪、地榆、艾叶等配伍。

【用法用量】煎服，9～15g。

补骨脂 Bǔgǔzhǐ

《雷公炮炙论》

补骨脂为豆科一年生草本植物补骨脂的干燥成熟果实。生用，炒或盐水炒用。

【性味归经】辛、苦，温。归肾、脾经。

【功效】温肾助阳，纳气平喘，温脾止泻。

【临床应用】

1. **肾阳不足** 治肾阳不足之腰膝冷痛，常与杜仲、核桃仁等配伍；治阳痿，常与菟丝子、核桃仁等配伍；治下元不固之遗精，与青盐等分同炒为末服；治尿频遗尿，与小茴香配伍。

2. **肾虚作喘** 治肾阳虚衰、肾不纳气之虚喘，与附子、肉桂、沉香等配伍。

3. **脾肾阳虚泄泻** 治脾肾阳虚所致五更泄泻尤为适宜，常与吴茱萸、肉豆蔻、五味子配伍。

此外，本品外用能消风祛斑，用于白癜风及斑秃等皮肤疾患。

【用法用量】煎服，6～10g。外用20%～30%酊剂涂患处。

【使用注意】阴虚火旺及大便秘结者忌服。

益智仁 Yìzhìrén

《本草拾遗》

益智仁为姜科多年生草本植物益智的干燥成熟果实。生用，用时捣碎。

【性味归经】辛，温。归脾、肾经。

【功效】暖肾固精缩尿，温脾止泻摄唾。

【临床应用】

1. **肾气不固证** 治肾气不固之遗精滑精、白浊，常与补骨脂、龙骨、金樱子等配伍；治遗尿、尿频，常与乌药、山药等配伍。

2. **泄泻、多唾涎** 治脾肾虚寒之泄泻，常与补骨脂、肉豆蔻等配伍；治中气虚寒之食少、口多唾涎，常与党参、白术、陈皮等配伍。

【用法用量】煎服，3～10g。

【使用注意】阴虚火旺及大便秘结者忌服。

菟丝子 Tùsīzǐ

《神农本草经》

菟丝子为旋花科一年生寄生缠绕性草本植物南方菟丝子或菟丝子的干燥成熟种子。生用，或盐炙。

【性味归经】辛、甘，平。归肝、肾、脾经。

【功效】补益肝肾，固精缩尿，安胎，明目，止泻；外用消风祛斑。

【临床应用】

1. **腰膝酸软，阳痿遗精，遗尿尿频，带下** 治肾虚所致的腰膝酸软，常与杜仲、桑寄生等配伍；治肾阳不足、肾精亏虚之阳痿遗精，常与枸杞子、覆盆子、五味子等配伍；治下元虚冷之遗尿尿频，与桑螵蛸、鹿茸、五味子等配伍；治肾虚不固之带下、尿浊，与茯苓、莲子、芡实等配伍。

2. **胎动不安** 治肝肾不足、胎元不固之胎动不安，常与桑寄生、续断、阿胶等配伍。

3. **目暗耳鸣** 治肝肾不足、目失所养之目暗不明，常与熟地黄、枸杞子等配伍。

4. **脾肾虚泻** 治脾肾两虚之便溏泄泻，常与补骨脂、砂仁、内豆蔻配伍。

本品外用能消风祛斑，用于白癜风，可与补骨脂配伍。

【用法用量】煎服，6～12g。外用适量。

【使用注意】阴虚火旺、大便燥结、小便短赤者不宜服。

冬虫夏草 Dōngchóngxiàcǎo

《增订本草备要》

冬虫夏草为麦角菌科真菌冬虫夏草菌寄生在蝙蝠蛾科昆虫幼虫上的子座和幼虫尸体的干燥复合体。晒干或低温干燥，生用。

【性味归经】甘，平。归肺、肾经。

【功效】补肾益肺，止血化痰。

【临床应用】

1. **阳痿遗精，腰膝酸痛** 治肾虚之阳痿遗精、腰膝酸痛，可单用酒浸服，或与淫羊藿、巴戟天、菟丝子等配伍。

2. **久咳虚喘，劳嗽咯血** 治劳嗽痰血，常与北沙参、川贝母、阿胶等配伍；治久咳虚喘，常与人参、核桃仁、蛤蚧等配伍。

此外，病后体虚不复，自汗畏寒等，可以之与鸭、鸡、猪肉等炖服，有补虚扶弱之效。

【用法用量】煎服，3～9g。

【使用注意】阴虚火旺者不宜单独使用。

紫河车　Zǐhéchē
《本草拾遗》

紫河车为健康人的干燥胎盘。将新鲜胎盘除去羊膜和脐带，反复冲洗至去净血液，蒸或置沸水中略煮后，干燥。生用。

【性味归经】甘、咸，温。归肺、肝、肾经。

【功效】温肾补精，益气养血。

【临床应用】

1. **阳痿遗精，不孕**　治肾气不足、精血亏虚的阳痿遗精、不孕，可单用，或与人参、熟地黄、当归等配伍。

2. **久咳虚喘，骨蒸劳嗽**　治肺肾两虚、摄纳无权、呼多吸少之久咳虚喘证，宜在虚喘未发作时服用，可单用，或与人参、蛤蚧、核桃仁等配伍；如兼有阴虚内热者，可与熟地黄、龟甲、黄柏等配伍。

3. **虚劳羸瘦，产后少乳**　治气血亏虚之虚劳羸瘦、面色萎黄、食少气短、产后少乳，可单用，或与党参、黄芪、当归等配伍。

【用法用量】研末吞服，2～3g。

第三节　补血药

本类药物性味多甘温或甘平，以补血为主要功效，主要用于血虚证，症见面色苍白无华或萎黄，舌质较淡，脉细或细数无力等。

当归　Dāngguī
《神农本草经》

当归为伞形科多年生草本植物当归的干燥根。生用或酒炒用。

【性味归经】甘、辛，温。归肝、心、脾经。

【功效】补血活血，调经止痛，润肠通便。

【临床应用】

1. **血虚诸证**　治血虚引起的各种证候，常与熟地黄、白芍、川芎配伍；治血虚心失所养之心悸，可与酸枣仁、柏子仁等配伍；治血虚肝失所养之眩晕、耳鸣等，常与熟地黄、白芍等配伍；血虚兼见气虚者，与黄芪配伍。

2. **月经不调，经闭痛经**　凡血虚、血滞、气血不和、冲任失调之月经不调、经闭痛经皆可应用，常与熟地黄、白芍、川芎等配伍；若血瘀之经闭痛经，与桃仁、红花、川芎等配伍；若寒凝气滞之痛经，常与香附、肉桂、艾叶等配伍。

3.**虚寒腹痛，风湿痹痛，跌仆损伤** 凡血虚、血瘀、血寒所致的虚寒腹痛、风湿痹痛、跌仆损伤、瘀血肿痛，以及血瘀心腹刺痛等诸痛证皆可应用。治虚寒腹痛，常与桂枝、白芍等配伍；治风湿痹痛，常与羌活、桂枝、秦艽等配伍；治跌仆损伤，常与丹参、乳香、没药配伍。

4.**痈疽疮疡** 治疮疡初起，肿胀疼痛，常与金银花、赤芍、天花粉等配伍；治气血亏虚，痈疽溃后不敛，常与黄芪、人参、肉桂等配伍。

5.**肠燥便秘** 治年老体弱、妇女产后血虚肠燥便秘，常与熟地黄、肉苁蓉、火麻仁等配伍。

【**用法用量**】煎服，6～12g。酒炒可增强活血通经之力。

【**使用注意**】湿热中阻、肺热痰火、阴虚阳亢等不宜用；又因润燥滑肠，大便溏泻者慎用。

熟地黄 Shúdìhuáng
《本草拾遗》

熟地黄为生地黄的炮制加工品。

【**性味归经**】甘，微温。归肝、肾经。

【**功效**】补血滋阴，益精填髓。

【**临床应用**】

1.**血虚诸证** 治血虚萎黄、心悸怔忡，以及妇女月经不调、崩漏下血，常与当归、白芍、川芎等配伍。

2.**肝肾阴虚诸证** 治肝肾阴虚之骨蒸潮热、盗汗遗精、内热消渴，常与山药、山茱萸等配伍；治肝肾精血亏虚之腰膝酸软、眩晕、耳鸣、须发早白等，常与何首乌、牛膝、菟丝子等配伍。

【**用法用量**】煎服，9～15g。酒炒可增强活血通经之力。

【**使用注意**】脾胃虚弱、中满便溏、气滞痰多者慎用。

白芍 Báisháo
《日华子本草》

白芍为毛茛科多年生草本植物芍药的干燥根。生用或炒用。

【**性味归经**】苦、酸，微寒。归肝、脾经。

【**功效**】养血调经，敛阴止汗，柔肝止痛，平抑肝阳。

【**临床应用**】

1.**血虚证及月经不调** 治血虚之面色萎黄、月经不调，常与熟地黄、当归、川芎配伍；经行腹痛，可加香附、延胡索等；若阴虚血热之月经过多、崩漏，可加阿胶、地骨皮等。

2. **自汗，盗汗** 治营卫不和，表虚自汗，常与桂枝配伍；治气虚自汗，与黄芪、白术等配伍；治阴虚盗汗，与龙骨、牡蛎、浮小麦等配伍。

3. **胁痛，腹痛，四肢挛痛** 治血虚肝郁、胁肋疼痛，与当归、白术、柴胡等配伍；治血虚肝失所养、筋脉拘急所致之拘急疼痛，常与甘草配伍；治肝脾不和，腹痛泄泻，常与白术、防风等配伍。

4. **肝阳上亢证** 治肝阳上亢之眩晕、头痛，常与地黄、牛膝、代赭石等配伍。

【**用法用量**】煎服，6～15g。

【**使用注意**】不宜与藜芦同用。

阿胶 Ējiāo
《神农本草经》

阿胶为马科动物驴的干燥皮或鲜皮经煎煮、浓缩制成的固体胶。捣成碎块或以蛤粉炒成阿胶珠用。

【**性味归经**】甘，平。归肺、肝、肾经。

【**功效**】补血滋阴，润燥，止血。

【**临床应用**】

1. **血虚证** 治血虚萎黄、眩晕、心悸等，尤宜于失血所致血虚证，可单用，或与当归、熟地黄、黄芪等配伍。

2. **阴虚证** 治热病伤阴之心烦不眠，与黄连、黄芩、鸡子黄等配伍；治阴虚风动、手足瘛疭，与龟甲、白芍、牡蛎等配伍；治温燥伤肺，干咳无痰，鼻燥咽干，与麦冬、桑叶、苦杏仁等配伍；治肺阴虚兼有热证，症见咳嗽气喘、咽喉干燥、痰中带血，与牛蒡子、马兜铃、苦杏仁等配伍。

3. **出血证** 尤宜于失血兼见血虚、阴虚者，可单用，或随症配伍。治阴虚血热吐衄，与生地黄、蒲黄等配伍；治肺破嗽血，与人参、天冬、白及等配伍；治妊娠尿血，可单味炒黄为末服；治便血如下豆汁，与当归、赤芍等配伍；治妇人冲任虚损、血虚有寒之崩漏下血、月经过多、胎漏下血，与生地黄、当归、艾叶等配伍。

【**用法用量**】烊化兑服，3～9g。

【**使用注意**】脾胃虚弱便溏者慎用。

何首乌 Héshǒuwū
《日华子本草》

何首乌为蓼科多年生缠绕草本植物何首乌的干燥块根。秋、冬二季叶枯萎时采挖，削去两端，洗净，切块，干燥，称生何首乌；以黑豆煮汁拌蒸，晒后变为黑色，称制首乌。

【**性味归经**】苦、甘、涩，微温。归肝、心、肾经。

【**功效**】生何首乌：解毒，消痈，截疟，润肠通便。制何首乌：补肝肾，益精血，乌须发，强筋骨。

【临床应用】

1. **血虚诸证** 治血虚萎黄，以制何首乌与熟地黄、当归等配伍；治肝血不足，目失涵养，两目干涩，视力减退者，以制何首乌与熟地黄、枸杞子等配伍。

2. **精血亏虚诸证** 治肝肾精血亏虚之眩晕耳鸣、须发早白、腰膝酸软、肢体麻木，可单用制何首乌，或与菟丝子、当归、枸杞子等配伍。

3. **久疟不止** 治久疟体虚、气血耗伤者，用生何首乌与人参、当归等配伍。

4. **疮痈，瘰疬及风疹瘙痒** 用生何首乌，内服、外用均可。治疮痈，单用或与金银花、连翘、苦参等配伍；治瘰疬，与夏枯草、玄参等配伍；治风疹瘙痒，与荆芥、苦参、防风等配伍。

5. **肠燥便秘证** 治血虚津亏，肠燥便秘，以生何首乌与当归、火麻仁等配伍。

【用法用量】制何首乌：煎服，6～12g；生何首乌：煎服，3～6g。

【使用注意】制何首乌，湿痰壅盛者慎用；生何首乌，大便溏薄者忌用。

第四节　补阴药

本类药物性味多甘寒（凉），以滋阴、润燥为主要功效，主要用于肺、胃、肝、肾等阴虚证，临床表现主要为皮肤、咽喉、口鼻、眼目干燥或肠燥便秘等阴液不足，和午后潮热、盗汗、五心烦热、两颧发红等阴虚内热两类症状。

北沙参　Běishāshēn

《本草汇言》

北沙参为伞形科植物珊瑚菜的干燥根。切断，生用。

【性味归经】甘、微苦，微寒。归肺、胃经。

【功效】养阴清肺，益胃生津。

【临床应用】

1. **肺阴虚证** 治肺燥阴虚有热之干咳少痰，或劳嗽久咳、咽干音哑等，常与麦冬、玉竹、冬桑叶等配伍；治阴虚劳热、咳嗽咯血，与知母、贝母、鳖甲等配伍。

2. **胃阴虚证** 治胃阴虚有热之口干多饮、饥不欲食、大便干结、舌苔光剥或舌红少津及胃痛、胃胀、干呕等，常与石斛、玉竹、乌梅等配伍；治脾胃气阴两虚者，与山药、太子参、黄精等配伍。

【用法用量】煎服，5～12g。

【使用注意】反藜芦。

南沙参　Nánshāshēn

《神农本草经》

南沙参为桔梗科植物轮叶沙参或沙参的干燥根。切厚片或短段，生用。

【性味归经】甘，微寒。归肺、胃经。

【功效】养阴清肺，益胃生津，化痰，益气。

【临床应用】

1.**肺阴虚证** 治肺阴虚燥热之干咳痰少或痰黏不易咳出者，常与北沙参、麦冬、杏仁等配伍。

2.**胃阴虚证** 治胃阴虚有热之口燥咽干、大便秘结、舌红少津及饥不欲食、胃脘灼热隐痛等，可与玉竹、麦冬、生地黄等配伍。

此外，本品略有补脾肺之气的功效，可用于热病后期气阴两虚者。

【用法用量】煎服，9～15g。

【使用注意】反藜芦。

麦冬 Màidōng
《神农本草经》

麦冬为百合科植物麦冬的干燥块根。夏季采挖，洗净，干燥，打破生用。

【性味归经】甘、微苦，微寒。归肺、胃、心经。

【功效】养阴生津，润肺清心。

【临床应用】

1.**胃阴虚证** 治胃阴虚有热之舌干口渴、胃脘疼痛、饥不欲食、呕逆、大便干结等。如治热伤胃阴，口干舌燥，常与生地黄、玉竹、沙参等配伍；治消渴，可与天花粉、乌梅等配伍；治胃阴不足之气逆呕吐，与半夏、人参等配伍；治热邪伤津之肠燥便秘，常与生地黄、玄参配伍。

2.**肺阴虚证** 治阴虚肺燥有热的咽干鼻燥、燥咳痰黏，常与阿胶、杏仁、桑叶等配伍；治肺肾阴虚之劳嗽咯血，常与天冬配伍；治阴虚火旺咳嗽、午后为甚者，常与黄柏、知母、生地黄等配伍。

3.**心阴虚证** 治心阴虚有热之心烦、失眠多梦、健忘、心悸怔忡等，常与生地黄、酸枣仁、柏子仁等配伍；治热伤心营、身热烦躁、舌绛而干等，常与黄连、生地黄、竹叶心等配伍。

【用法用量】煎服，6～12g；或入丸、散。

玉竹 Yùzhú
《神农本草经》

玉竹为百合科植物玉竹的干燥根茎。切厚片或段用。

【性味归经】甘，微寒。归肺、胃经。

【功效】养阴润燥，生津止渴。

【临床应用】

1.**肺阴虚证** 治肺阴虚有热的干咳少痰、咯血、声音嘶哑等，常与沙参、麦冬、桑叶等配伍；治阴虚火旺之咯血、咽干、失音等，可与麦冬、生地黄、贝母等配伍；治阴虚外感，常与薄荷、淡豆豉配伍。

2. 胃阴虚证　治燥伤胃阴、口干舌燥、食欲不振，常与麦冬、沙参等配伍；治胃热津伤之消渴，可与石膏、知母、麦冬等配伍。

此外，还可用治热伤心阴之烦热多汗、惊悸等，可与麦冬、酸枣仁等配伍。

【用法用量】煎服，6 ～ 12g。

黄精　Huángjīng

《名医别录》

黄精为百合科植物滇黄精、黄精或多花黄精的干燥根茎。春秋二季采挖，洗净，置沸水中略烫或蒸至透心，干燥，切厚片用。

【性味归经】甘，平。归脾、肺、肾经。

【功效】补气养阴，健脾，润肺，益肾。

【临床应用】

1. 肺阴虚证　治肺阴虚的干咳少痰，可单用熬膏服，亦可与沙参、川贝母、知母等配伍；治肺肾阴虚之劳嗽久咳，可与熟地黄、天冬、百部等配伍。

2. 脾胃虚弱证　治脾胃气虚之倦怠乏力、食欲不振、脉象虚软者，可与党参、白术等配伍；治脾胃阴虚所致的口干食少、饮食无味、舌红无苔者，可与石斛、麦冬、山药等配伍。

3. 肾精亏虚证　治肾虚精亏所致的头晕、腰膝酸软、须发早白等早衰症状，可与枸杞子配伍；治消渴，常与生地黄、黄芪、麦冬等配伍。

【用法用量】9 ～ 15g，水煎服；熬膏或入丸、散服。

【使用注意】痰湿壅滞、中寒便溏、气滞腹胀者不宜服用。

枸杞子　Gǒuqǐzǐ

《神农本草经》

枸杞子为茄科植物宁夏枸杞的干燥成熟果实。生用。

【性味归经】甘，平。归肝、肾经。

【功效】滋补肝肾，益精明目。

【临床应用】

1. 肝肾亏虚证　治肝肾不足之两目干涩、视物昏花，常与熟地黄、山茱萸、山药等同用；治精血亏虚、腰膝酸软、头晕眼花、须发早白、脱发及肾虚不育，与当归、制何首乌、菟丝子等配伍；治疗消渴，可单用嚼食或熬膏服，也可配伍养麦冬、沙参、山药等。

2. 阴虚劳嗽　治阴虚劳嗽，常与麦冬、知母、贝母等配伍。

此外，本品有补血之功，治疗血虚萎黄、失眠多梦、头昏耳鸣等，常与养血安神之品配伍。

【用法用量】6 ～ 12g，水煎服；熬膏、浸酒或入丸、散。

【使用注意】脾虚便溏者不宜用。

龟甲　Guījiǎ

《神农本草经》

龟甲为龟科动物乌龟的背甲及腹甲。捕捉后杀死，或用沸水烫死，剥取背甲和腹甲，除去残肉，晒干。以砂炒后醋淬用。

【性味归经】咸、甘、微寒。归肝、肾、心经。

【功效】滋阴潜阳，益肾强骨，养血补心，固经止崩。

【临床应用】

1. 肝肾阴虚证　治阴虚阳亢之头目眩晕，常与天冬、白芍、牡蛎等配伍；治阴虚内热、骨蒸潮热、盗汗遗精者，常与熟地黄、知母、黄柏等配伍；治阴虚风动、神倦瘛疭者，宜与阿胶、鳖甲、生地黄等配伍。

2. 肾虚筋骨痿弱　治肾虚之筋骨不健、腰膝酸软、步履乏力，以及小儿鸡胸、龟背、囟门不合诸症，常与熟地黄、知母、黄柏等配伍；治小儿脾肾不足、阴血亏虚、发育不良者，常与紫河车、鹿茸、山药等配伍。

3. 阴血亏虚之惊悸、失眠、健忘　治阴血不足、心肾失养之惊悸、失眠、健忘，常与石菖蒲、远志、龙骨等配伍。

此外，治阴虚血热、冲任不固之崩漏、月经过多，常与地黄、黄芩、地榆等配伍。

【用法用量】9～24g，水煎服，入汤剂宜打碎先煎。外用适量，烧灰研末敷。

【使用注意】孕妇及胃有寒湿者忌用。

鳖甲　Biējiǎ

《神农本草经》

鳖甲为鳖科动物鳖的背甲。捕捉后杀死，或用沸水烫死，剥取背甲和腹甲，除去残肉，晒干。以砂炒后醋淬用。

【性味归经】咸，微寒。归肝、肾经。

【功效】滋阴潜阳，退热除蒸，软坚散结。

【临床应用】

1. 肝肾阴虚证　治阴虚阳亢之头晕目眩等，常与天冬、白芍、代赭石等配伍；治阴虚内热、骨蒸潮热、盗汗遗精者，与熟地黄、知母、黄柏等配伍；治阴虚风动、神倦瘛疭者，与阿胶、生地黄等配伍；治肝肾阴虚之筋骨不健、腰膝酸软、步履乏力及小儿鸡胸、龟背、囟门不合等，与熟地黄、知母配伍；治阴虚血热、冲任不固之崩漏、月经过多，与生地黄、栀子、黄芩等同用；治温病后期，阴液耗伤，邪伏阴分，夜热早凉、热退无汗者，常与牡丹皮、生地黄、青蒿等配伍；治阴血亏虚、骨蒸潮热者，常与秦艽、地骨皮等配伍。

2. 癥瘕积聚，久疟疟母　治癥瘕积聚，或疟疾日久不愈，胁下痞硬成块等，常与牡丹皮、桃仁、土鳖虫等配伍。

【用法用量】9～24g，水煎服，先煎。滋阴潜阳宜生用，软坚散结宜炒后醋淬用。

【使用注意】孕妇及脾胃虚寒者忌用。

第二十二章 收涩药

以收敛固涩为主要功效，用于治疗各种滑脱病证的药物称为收涩药。

本类药物大多味酸涩，性温或平，主归肺、脾、肾、大肠经。主要功效是固表止汗、敛肺止咳、涩肠止泻、固精缩尿、固崩止带。用于治疗久病体虚、正气不固、脏腑功能衰退所致的自汗盗汗、久咳虚喘、久泻久痢、遗精滑精、遗尿尿频、崩带不止等滑脱不禁的病证。

本类药物为酸涩之品，有敛邪之弊，故表邪未解，实邪未尽，如外邪犯肺之咳嗽、里热蒸迫之多汗、湿热积滞之泻痢、温热下注之尿频或带下、热扰精室之遗精等皆不宜用，以免闭门留寇。

五味子 Wǔwèizǐ
《神农本草经》

五味子为木兰科落叶木质藤本植物五味子或华中五味子的成熟果实。生用或经醋、蜜拌蒸晒干用。

【性味归经】酸、甘，温。归肺、心、肾经。

【功效】收敛固涩，益气生津，补肾宁心。

【临床应用】

1. 久咳虚喘 治肺虚久咳，可与罂粟壳同用；治肺肾两虚喘咳，常与山茱萸、熟地黄、山药等同用；治寒饮咳喘证，配伍麻黄、细辛、干姜等。

2. 自汗盗汗 治自汗、盗汗者，可与麻黄根、牡蛎等配伍。

3. 遗精滑精 治滑精者，可与桑螵蛸、附子、龙骨等配伍；治梦遗者，常与麦冬、山茱萸、熟地黄等配伍。

4. 久泻不止 治脾肾虚寒，久泻不止，可与吴茱萸同炒香研末，米汤送服，或与补骨脂、肉豆蔻、吴茱萸配伍。

5. 津伤口渴，消渴 治热伤气阴、汗多口渴者，常与人参、麦冬配伍；治阴虚内热、口渴多饮之消渴证，多与山药、知母、天花粉等配伍。

6. 心悸，失眠，多梦 治阴血亏损、心神失养或心肾不交之虚烦心悸、失眠多梦，常与麦冬、丹参、酸枣仁等配伍。

【用法用量】煎服，3～6g；研末服，1～3g。

【使用注意】内服剂量不宜过大。凡表邪未解、内有实热、咳嗽初起、麻疹初期，均不宜用。

乌梅　Wūméi

《神农本草经》

乌梅为蔷薇科落叶乔木植物梅的近成熟果实。去核生用或炒炭用。

【性味归经】酸、涩，平。归肝、脾、肺、大肠经。

【功效】敛肺，涩肠，生津，安蛔。

【临床应用】

1. 肺虚久咳　治肺虚久咳少痰或干咳无痰之证，可与罂粟壳、杏仁等配伍。

2. 久泻久痢　治久泻、久痢，可与罂粟壳、诃子等配伍；用于湿热泻痢、便脓血者，可配伍黄连。

3. 蛔厥腹痛，呕吐　治蛔虫所致腹痛、呕吐、四肢厥冷的蛔厥病证，常与细辛、川椒、黄连等配伍。

4. 虚热消渴　治虚热消渴，可单用煎服，或与天花粉、麦冬、人参等配伍。

此外，本品炒炭后，涩重于酸，收敛力强，能固冲止漏，可用于崩漏不止、便血等；外敷能消疮毒，可治胬肉外突、头疮等。

【用法用量】煎服，6～12g，大剂量可用至30g。止泻、止血宜炒炭用。外用适量，捣烂或炒炭研末外敷。

【使用注意】外有表邪或内有实热积滞者均不宜服。

肉豆蔻　Ròudòukòu

《药性论》

肉豆蔻为肉豆蔻科常绿乔木植物肉豆蔻的成熟种仁。除去皮壳后，干燥，煨制去油用。

【性味归经】辛，温。归脾、胃、大肠经。

【功效】温中行气，涩肠止泻。

【临床应用】

1. 虚寒泻痢　用治脾胃虚寒之久泻、久痢，常与干姜、党参、白术同用；用治脾肾阳虚、五更泄泻，则配伍补骨脂、五味子、吴茱萸等。

2. 胃寒气滞证　用治胃寒气滞、脘腹胀痛、食少呕吐，常与木香、干姜、半夏等同用。

【用法用量】煎服，3～10g；入丸散服，每次0.5～1g。内服须煨熟去油用。

【使用注意】湿热泻痢者忌用。

山茱萸　Shānzhūyú

《神农本草经》

山茱萸为山茱萸科落叶灌木或乔木植物山茱萸的成熟果肉。晒干或烘干用。

【性味归经】酸、涩，微温。归肝、肾经。

【功效】补益肝肾，收敛固涩。

【临床应用】

1.**肝肾不足证** 治肝肾阴虚，头晕目眩，腰酸耳鸣，常与熟地黄、山药等配伍；治命门火衰，腰膝冷痛，小便不利，常与肉桂、附子等同用；治肾虚阳痿者，多与鹿茸、巴戟天、淫羊藿等同用。

2.**遗精滑精，遗尿尿频** 治肾虚精关不固之遗精、滑精者，常与熟地黄、山药等同用；治肾虚膀胱失约之遗尿、尿频者，常与覆盆子、桑螵蛸等同用。

3.**崩漏带下，月经过多** 治妇女肝肾亏损、冲任不固之崩漏及月经过多者，常与熟地黄、白芍、当归等同用；若脾气虚弱、冲任不固而漏下不止者，常与龙骨、黄芪、五味子等同用。

4.**大汗不止，体虚欲脱** 治大汗欲脱或久病虚脱者，常与人参、附子、龙骨等同用。

此外，本品亦治消渴证，多与生地黄、天花粉等同用。

【用法用量】煎服，6～12g，急救固脱20～30g。

【使用注意】素有湿热而致小便淋涩者不宜用。

桑螵蛸 Sāngpiāoxiāo
《神农本草经》

桑螵蛸为螳螂科昆虫大刀螂、小刀螂或巨斧螳螂的干燥卵鞘。置沸水浸杀其卵，或蒸透晒干用。

【性味归经】甘、咸，平。归肝、肾经。

【功效】固精缩尿，补肾助阳。

【临床应用】

1.**遗精滑精，遗尿尿频，白浊** 治肾虚遗精、滑精，常与龙骨、五味子、制附子等同用；治小儿遗尿，可单用为末，米汤送服；治心神恍惚、小便频数、遗尿、白浊，可配伍远志、龙骨、石菖蒲等。

2.**阳痿** 治肾虚阳痿，常与鹿茸、肉苁蓉、菟丝子等同用。

【用法用量】煎服，5～10g。

【使用注意】本品助阳固涩，故阴虚多火或内有湿热之遗精及膀胱湿热之小便频数者忌用。

海螵蛸 Hǎipiāoxiāo
《神农本草经》

海螵蛸为乌贼科动物无针乌贼或金乌贼的内壳。收集其骨状内壳，洗净，干燥，生用。

【性味归经】咸、涩，微温。归肝、肾经。

【功效】收敛止血，涩精止带，制酸止痛，收湿敛疮。

【临床应用】

1. 崩漏，吐血，便血及外伤出血　治崩漏，常与茜草、棕榈炭、五倍子等同用；治吐血、便血者，常与白及等分为末服；治外伤出血，可单用研末外敷。

2. 遗精，带下　治肾失固藏之遗精、滑精，常与山茱萸、菟丝子、沙苑子等配伍；治肾虚带脉不固之带下清稀者，常与山药、芡实等配伍；治赤白带下，则配伍白芷、血余炭同用。

3. 胃痛吐酸　治疗胃脘痛、胃酸过多，常与延胡索、白及、贝母等同用。

4. 湿疮、湿疹、溃疡不敛等　治湿疮、湿疹，配黄柏、青黛、煅石膏等药研末外敷；治溃疡多脓，久不愈合者，可单用研末外敷，或配煅石膏、枯矾、冰片等药共研细末，撒敷患处。

【用法用量】煎服，5～10g，散剂酌减。外用适量，研末撒患处。

【使用注意】本品性收涩，久服易致便秘，阴虚多热者不宜多用。

第二十三章　涌吐药

以促使呕吐为主要功效，用于治疗毒物、宿食、痰涎等停滞于胃脘或胸膈以上所致病证为主的药物，称为涌吐药。

本类药物味多酸苦辛，归胃经，长于升散涌泄。主要功效是涌吐毒物、痰涎、宿食积滞，能使病邪从口涌泄而去。可用于治疗误食毒物，停留胃中，未被吸收；或食积不化，堵塞胃脘，胀满疼痛；或痰涎壅盛，咽喉堵塞，呼吸急促；或痰浊上涌，清窍闭塞，癫痫发狂等。

本类药物药力峻猛，刺激性强，且多具毒性，故为确保临床用药安全，宜从小量开始，逐渐增加剂量，中病即止，谨防过量中毒或涌吐太过而导致不良反应。服药后宜多饮温开水或辅以探吐之法，以助药力。若服药后呕吐不止，应立即停药，采取措施积极救治。服用涌吐药引起的剧烈呕吐，极易败胃伤中，故吐后应适当休息，不宜立即进食。待胃肠功能恢复，方可食入少量流质或半流质易消化的食物，以养胃气。涌吐药作用强烈，仅适用于形证俱实者。凡年老体弱、小儿、妇女胎前产后，以及素体失血、劳嗽虚喘、心悸、头晕等，均当忌用。

常山　Chángshān

《神农本草经》

常山为虎耳草科植物黄常山的干燥根。生用或酒炒用。

【性味归经】苦、辛，寒；有毒。归肺、肝、心经。

【功效】涌吐痰饮，截疟。

【临床应用】

1. **胸中痰饮证**　治痰饮郁结，胸膈满闷胀痛，不欲饮食，欲吐而不得吐，常与甘草、白蜜同用。

2. **疟疾**　治各种寒热疟疾，尤以间日疟和三日疟为佳。单用本品浸酒或与草果、厚朴、槟榔等同用，如截疟七宝饮。常山的涌吐作用在疟疾治疗中有害无益，故应用时宜酒炒并配伍陈皮、半夏等，以减轻其副作用。

【用法用量】煎服，5～9g；或入丸散。涌吐宜生用，截疟宜酒炒用。

【使用注意】本品有催吐副作用，用量不宜过大；孕妇慎用。

胆矾　Dǎnfán

《神农本草经》

胆矾为天然的硫酸盐类矿物胆矾或人工制成的含水硫酸铜（$CuSO_4 \cdot 5H_2O$）。采挖后，研末生用或煅用。

【性味归经】酸、辛，寒；有毒。归肝、胆经。

【功效】涌吐，解毒化湿，蚀疮祛腐。

【临床应用】

1. 风痰壅盛，误食毒物　治痰闭心窍所致的癫痫狂乱，可用本品研末，以温醋汤调下取吐；治喉痹喉风，以本品配伍息风化痰的僵蚕共研为末，吹入喉中即吐痰涎；治误食毒物，尚在胃中，用少量胆矾温汤化服，吐后少饮温水，再吐再饮，令胃中毒物完全排出。

2. 口疮，牙疳，风眼赤烂　治口舌生疮、牙疳、鼻疳等头面诸窍火热湿毒证，可以本品煅后研末外敷；治风眼赤烂，则以之煅研，泡汤冲洗。

3. 胬肉，肿毒不溃　治皮肤胬肉疼痛，肿毒不溃，均以本品研细外涂。

【用法用量】温汤化服，0.1～0.3g。外用适量，研末撒或调敷，或水化外洗。

【使用注意】体虚者忌服。

第二十四章　攻毒杀虫去腐敛疮药

凡以攻毒疗疮、杀虫止痒、拔毒化腐、生肌敛疮为主要作用，治疗疮疡、湿疹、疥癣等为主的药物，称为攻毒杀虫去腐敛疮药。

本类药物以外用为主，具有攻毒杀虫止痒、化腐生肌敛疮等功效。主要用于治疗痈、疽、疮、疡等溃后脓出不畅，或溃后腐肉不去，新肉难生，创口难以愈合。

本类药物多具剧毒或强烈刺激性，为确保用药安全，无论外用与内服均应严格控制剂量和用法，不宜过量或持续使用，以防发生毒性反应。制剂时，应严格遵守炮制及制剂法度，以降低毒性。

雄黄　Xiónghuáng
《神农本草经》

雄黄为硫化物类矿物雄黄族雄黄，主含二硫化二砷（As_2S_2）。研细或水飞用。

【性味归经】辛，温；有毒。归肝、胃、大肠经。

【功效】解毒杀虫，燥湿祛痰，截疟。

【临床应用】

1.**痈肿疔疮，湿疹疥癣，虫蛇咬伤**　治痈肿疔毒，可单用或入复方，常与白矾等分研末外用；治痈疽肿毒，坚硬疼痛，配乳香、没药、麝香为丸，以陈酒送服；治疥癣，常与黄连、松脂、发灰为末，猪脂为膏外涂患处；诸疮有腐肉，不能去除者，以雄黄与巴豆配伍；治虫蛇咬伤，轻者单用本品香油调涂，重者内外兼施，与五灵脂共研细末，酒调灌服，并外敷局部。

2.**虫积腹痛**　治蛔虫腹痛，与牵牛子、槟榔等同用；治蛲虫肛门瘙痒，配蛇床子、冰片等，共研细末，用凡士林调膏，外涂局部。

此外，本品内服能祛痰截疟。治癫痫，与胆南星等共研细末为丸服用；治疟疾，配瓜蒂、赤小豆等，以吐为度。

【用法用量】外用适量，研末调敷。内服入丸散，0.05 ～ 0.1g。

【使用注意】有毒之品内服宜慎，不可久服。外用不宜大面积涂擦及长期使用。孕妇禁用。切忌火煅。

升药　Shēngyào
《外科大成》

升药由水银、火硝、白矾各等分混合升华制成。研细末入药，陈久者良。

【性味归经】辛，热；有大毒。归肺、脾经。

【功效】拔毒，去腐。

【临床应用】

1.**痈疽溃后脓出不畅，或腐肉不去，新肉难生** 常配煅石膏研末同用，或撒于患处，或制成药捻填入脓腔 / 插入瘘管中。根据病情不同，可调整二药配伍比例。制剂随升药用量比例的增加，去腐拔毒提脓作用越强，对组织的腐蚀也越严重。临床上主要用于疮疡、烫伤、创伤、脱疽、臁疮、褥疮等外科疾病的溃疡初期，脓栓未落，腐肉未脱，或脓水不净，新肉难生者。

2.**湿疹，黄水疮，顽癣，阴蚀，发际疮，粉刺** 使用本品时一般不用纯品，宜随症配伍。古时也用本品内服或外用治梅毒等顽症，现已不用。

【用法用量】外用适量。本品只供外用，不能内服，且不用纯品，多配煅石膏外用。用时研极细粉末，干掺或调敷，或以药捻沾药粉使用。

【使用注意】本品有大毒，外用亦不可过量或持续使用。外疡腐肉已去或脓水已尽者，不宜用。升药仅供外用，不可内服。氧化汞对人的致死量为 0.1 ～ 0.7g。

硼砂　Péngshā

《日华子本草》

硼砂为天然硼酸盐类硼砂族矿物硼砂，经提炼精制而成的结晶体。生用或煅用。

【性味归经】甘、咸，凉。归肺、胃经。

【功效】外用清热解毒，内服清肺化痰。

【临床应用】

1.**咽喉肿痛，口舌生疮，目赤翳障** 若咽喉、齿龈肿痛等，常与冰片、玄明粉、朱砂等药同用，如冰硼散；若火眼及翳障胬肉等，常与冰片、炉甘石、珍珠等药外用。

2.**痰热咳嗽** 痰热咳嗽并咽喉肿痛、咳痰不利者，可单用含化，或与玄参、贝母、瓜蒌等药同用。

【用法用量】外用适量，研极细末干撒或调敷患处；或化水漱口，1.5 ～ 3g。

【使用注意】本品以外用为主，内服宜慎。

下篇　方剂基本知识

　　方剂学是研究治法与方剂配伍规律及其临床运用的一门学科，是中医基础课程之一。方剂学的任务是通过一定数量方剂的讲授，引导学生掌握组方原理与配伍法则，培养学生分析、运用方剂，以及临证组方、研制新方的能力。

第二十五章　方剂与治法

一、方剂与治法的关系

　　方剂和治法是中医学中理、法、方、药的重要组成部分。方剂是中医临床治疗疾病的重要手段，是在辨证之后，根据所确立的治法选药配伍而成的。临床辨证论治的过程就是运用理、法、方、药的思维过程。临床中根据四诊搜集的病情资料，经过分析、综合，归纳出病因病机、病位病势，得出证型，这就是"理"；针对证候确立治法，这就是"法"；在治法指导下选择成方或选择药物组成方剂，这是"方""药"。由此可见，治法是指导遣药组方的原则，方剂是体现和完成治法的主要手段，二者之间的关系是相互为用、密不可分的。只有正确理解方剂与治法的关系，才能正确地遣药组方或选择成方。方剂与治法的关系可以概括为以下三个方面。

　　从治法的起源来看，治法是后于方药的应用而形成的理论，是在长期临床积累了方药运用的经验基础上，在对人体生理病理认识的不断丰富、完善过程中，逐步总结而成的理论。

　　当治法由经验上升为理论之后，就成为遣药组方和运用成方的指导原则，即"方从法出"，具体包括"以法组方""以法遣方""以法类方""以法释方"四个方面，统称为"以法统方"。

　　方剂是体现治法的重要手段，是承载治法、检验治法是否正确的工具。方剂的功用与其所体现的治法是一致的，每一首方剂都蕴含着特定的治法。治法的确立是否正确，可经方剂作用于人体是否取得疗效而得到检验。

例如：胃痛患者，脘腹绵绵作痛，喜温喜按，呕吐，大便稀溏，畏寒肢冷，舌淡苔白润，脉象沉迟无力。经过辨证之后，得出是脾胃虚寒证，确立温中祛寒、补气健脾的治法，选用具有温中祛寒、补气健脾功用的理中丸为基础方。如此，治法与病证相符，所选方剂的功用与治法相同，方能药到病除。

二、常用治法

自古以来，治法的内容十分丰富。由于所治病证层次的不同，治法有治疗大法与具体治法层次的不同；由于辨证体系不同，治法的体系也不同。清代医家程钟龄从治疗大法的角度，根据历代医家对治法的归类总结，在《医学心悟》中将诸多治法概括为"汗、和、下、消、吐、清、温、补"八法，现将八法内容简要介绍如下。

1. 汗法　汗法是通过开泄腠理、调畅营卫、宣发肺气等作用，使在肌表的外感六淫之邪随汗而解的一种治法。除了治疗外感六淫之邪所致的表证外，凡是腠理闭塞、营卫不和的寒热无汗，或腠理疏松，虽有汗但寒热不解的病证，皆可用汗法治疗。例如：麻疹初起，隐而不透；水肿兼有表证；疮疡初起而有恶寒发热；以及疟疾、痢疾而有表证等。由于邪气有寒热，体质有强弱，故汗法又有辛温、辛凉的区别，以及汗法与补法、下法、消法等其他治疗方法的结合运用。

2. 吐法　吐法是通过涌吐，使停留在咽喉、胸膈、胃脘的痰涎、宿食或毒物等从口吐出的一种治法，适用于中风痰壅，宿食壅阻胃脘，毒物尚在胃中，痰涎壅盛之癫狂、喉痹，以及干霍乱吐泻不得等，属于病位居上、病势急迫、实邪壅塞、体质壮实之证。吐法虽为祛邪捷径，但易伤胃气，且涌吐中多有不良反应，患者不易接受，现临床已较少使用。凡体虚气弱、妇人新产、孕妇等更应慎用。

3. 下法　下法是通过泻下、荡涤、攻逐等作用，使停留于胃肠的宿食、燥屎、冷积、瘀血、结痰、停水等从下而出，以祛除病邪的一种治法。凡邪在肠胃，而致大便不通、燥屎内结，或热结旁流，以及停痰留饮、瘀血积水等邪正俱实之证，均可使用。由于病情有寒热，正气有虚实，病邪有兼夹，下法也常与其他治法结合运用，所以下法又有寒下、温下、润下、逐水、攻补兼施之别。

4. 和法　和法是通过和解或调和的方法，以达到祛除病邪、调整脏腑功能的一种治法，使半表半里之邪，或脏腑、阴阳、表里失和之证得以解除。其中和解是专治邪在半表半里的一种方法；调和之法，适用于肝脾不和、胆胃不和、胃热肠寒等脏腑失和证。适用于邪犯少阳、肝脾不和、肠胃失调、气血营卫失和等。和法的应用范围较广，分类也多，其中主要有和解少阳、透达膜原、调和肝脾、疏肝和胃、调和肠胃等。

5. 清法　清法是通过清热、泻火、解毒、凉血等作用，以清除温热火毒之邪的一种治法，适用于温热病、火毒证、湿热证及虚热证等里热病证。由于里热证有热在气分、营分、血分，热甚成毒，以及热在某一脏腑之分，因而在清法之中，又有清气分热、清营凉血、清热解毒、清脏腑热、清虚热等不同。热证最易伤阴、耗气，所以清热剂中常配伍生津、益气之品。若温病后期，热灼阴伤，或久病阴虚而热伏者，又当清法与滋阴并用，不可纯用苦寒直折之法。

6. 温法 温法是通过温里祛寒的作用，使在里寒邪得以消除的一种治法，适用于脏腑经络因寒邪而致的里寒病证。里寒证的形成有外感、内伤的不同，或由寒邪直中于里，或因失治误治而损伤人体阳气，或因素体阳气虚弱，以致寒从中生。同时，里寒证又有在脏、在腑，以及部位浅深、程度轻重的不同，故温法又有温中祛寒、回阳救逆和温经散寒的区别。在里寒证发生和发展过程中，往往阳虚与寒邪并存，所以温法又常与补阳、补气法配合使用。

7. 补法 补法是通过补益人体气血阴阳，使人体虚弱状态得以恢复的一种治法，适用于脏腑气血阴阳各种虚弱证。此外，在正虚不能驱邪外出时，也可以补法配合其他治法，达到扶正祛邪的目的。补法的具体内容甚多，既有补益气、血、阴、阳的不同，又有分补五脏之侧重。

8. 消法 消法是通过消食导滞、行气活血、化痰利水、驱虫等方法，使气、血、痰、食、水、虫等渐积形成的有形之邪渐消缓散的一种治法，适用于饮食停滞、气滞血瘀、癥瘕积聚、水湿内停、痰饮不化、疳积虫积以及疮疡痈肿等病证。消法与下法虽皆治疗有形之实邪，但在适应病证上有所不同。下法所治病证，大抵病势急迫，形症俱实，邪在肠胃，必须急下速除，而且是可以从下窍而出者。消法所治病证，主要在脏腑、经络、肌肉之间，大多渐积形成，来势较缓，且多虚实夹杂，尤其是气血积聚而成之癥瘕痞块、痰核瘰疬等，不可能迅速消除，只可渐消缓散。消法也常与补法、下法、温法、清法等其他治法配合运用。

上述治法，虽曰八法，内涵却极为丰富。每一法中含有不同层次的具体治法，如和法之中，又有和解少阳、调和肝脾、疏肝和胃、调和肠胃等数法；而调和肝脾之中，又有疏肝理脾、抑肝补脾等法，可谓法中有法。再者，对于多数疾病而言，病情往往是复杂的，常需数种治法配合运用，才能治无遗邪，照顾全面。所以八法在实际运用中，往往相互配合，配合运用之后则变化多端。正如程钟龄《医学心悟》中所说，"一法之中，八法备焉，八法之中，百法备焉"。

第二十六章　方剂的组成与变化

每一首方剂，固然要根据病情，在辨证立法的基础上选择合适的药物，妥善配伍而成。但在组织不同作用和地位的药物时，还应符合严密的组方基本原则，即"君、臣、佐、使"，这样才能做到主次分明，全面兼顾，扬长避短，提高疗效。

一、组成原则

1.君药　即针对主病或主症起主要治疗作用的药物。药力居方中之首，是方剂中不可缺少的核心部分。

2.臣药　有两种意义：一是辅助君药加强对主病或主症治疗作用的药物；二是针对主要的兼病或兼症起治疗作用的药物。

3.佐药　有三种意义：一是佐助药，即配合君、臣药以加强治疗作用，或直接治疗次要兼症的药物；二是佐制药，即用以消除或减弱君、臣药的毒性，或能制约君、臣药峻烈之性的药物；三是反佐药，即与君药性味相反而又能在治疗中起相成作用的药物。

4.使药　有两种意义：一是引经药，即能引方中诸药至病所的药物；二是调和药，即具有调和方中诸药作用的药物。

综上所述，方剂中药物所处的君、臣、佐、使的地位，主要是以药物在方剂中所起的作用主次为依据。除君药外，臣、佐、使药都具两种及以上的意义。在遣药组方时并没有固定的模式，并非每一种意义的臣、佐、使药都必须具备，每味药并非只任一职。每一方剂的具体药味多少，以及君、臣、佐、使的结构是否齐备，全视具体病情的轻重及治疗要求的不同，以及所选药物的功能而决定。但每一方剂组成中，君药是不可缺少的。

为进一步说明君、臣、佐、使理论的具体运用，以麻黄汤为例。麻黄汤出自《伤寒论》，主治外感风寒表实证，症见恶寒发热、头痛身疼、无汗而喘、舌苔薄白、脉浮紧等。其病机为外感风寒，肺气不宣。治当辛温发汗，宣肺平喘。其组方基本结构分析如下。

君药——麻黄：辛温，发汗解表以散风寒；宣发肺气以平喘逆。

臣药——桂枝：辛甘温，解肌散寒，助麻黄发汗解表；温经和营，解头身疼痛。

佐药——杏仁：苦温，降肺气，助麻黄平喘。

使药——炙甘草：甘温，调和诸药。

通过对麻黄汤的分析可知，遣药组方时既要考虑以法组方，用药要切合病情需要，配伍须与病机相合，又要按照方剂组成基本结构的要求，将方药组合成为一个主从有序、全面兼顾的有机整体，使之更好地发挥整体效用。

二、组成变化

　　临证运用成方时，必须先审所患之证与所选之方是否相合，同时应根据患者体质状况、性别、年龄、四时气候、地域差异及病情变化，灵活加减。方剂在运用时不可囿于成方，应当通过灵活变化来适应具体病情的需要。方剂的运用变化主要有以下形式。

　　1. 药味加减的变化　方剂是由药物组成的，其功用是由方中药物决定的。当方剂中的药物增加或减少时，必然导致方剂功用的改变。这种变化主要用于临床选用成方，其目的是使之更加适合变化了的病情需要。药味加减的变化，即临床常用的成方"随症加减"运用法，是指在主病、主症及君药不变的前提下，改变方中的次要药物，以适应变化了的病情需要。例如桂枝汤、桂枝加厚朴杏子汤、桂枝加葛根汤及桂枝去芍药汤之间的加减变化，都是在主病（太阳中风）、主症（恶风、发热、自汗）、君药（桂枝）不变的前提下，改变方中的次要药物（臣、佐等），以适合兼症变化的需要。所以，在选用成方加减时，一定要注意所治病证的病机、主症都与原方基本相符，否则是不相宜的。

　　2. 药量增减的变化　由于药物的剂量直接决定药力大小，虽然组成方剂的药物没有改变，只是方中药物用量有了增减变化，但方中药物用量比例的变化就会改变方剂中药物的配伍关系，从而导致该方功用和主治证候的改变。例如四逆汤与通脉四逆汤，两方都由生附子、干姜、炙甘草三味组成。但前方姜、附用量比较小，主治阳微寒盛而致四肢厥逆、恶寒蜷卧、下利、脉微细或沉迟细弱的证候，有回阳救逆的功用；后方姜、附用量比较大，主治阴寒极盛、格阳于外而致四肢厥逆、身反不恶寒、下利清谷、脉微欲绝的证候，有回阳逐阴、通脉救逆的功用。又如小承气汤与厚朴三物汤，两方都由大黄、枳实、厚朴三味组成。但小承气汤主治阳明腑实轻证，病机是热实互结在胃肠，治当轻下热结，所以用大黄四两为君、枳实三枚为臣、厚朴二两为佐；厚朴三物汤主治大便秘结、腹满而痛，病机侧重于气闭不通，治当下行通便，所以用厚朴八两为君、枳实五枚为臣、大黄四两为佐。两方相比，厚朴用量之比为1:4，大黄用量虽同，但小承气汤分两次服，厚朴三物汤分3次服，每次实际服量也有差别，故两方在功用和主治的主要方面有所不同。由此可知，药量的增加或减少，可以是单纯药力的改变，也可以随着组成配伍关系的改变而使方剂功用、主治发生改变。

　　3. 剂型更换的变化　中药制剂种类较多，各有特点，剂型不同，药力峻缓、作用上也有区别。由于剂型的选择常决定于病情的需要和药物的特点，所以剂型更换的变化，主要改变了方剂作用的峻缓。一般认为汤剂作用快而力峻，丸、散剂作用缓而持久。如理中丸是用治脾胃虚寒的方剂，若改为汤剂内服，则作用快而力峻，适用于证情较急重者；反之，若证情较轻或缓者，不能急于求效，则可以改汤为丸，取丸剂作用慢而力缓，所以《伤寒论》中理中丸服法中指出"然不及汤"。

　　上述药味、药量、剂型等的变化形式，可以单独应用，也可以相互结合使用，有时很难截然分开。但通过这些变化，能充分体现出方剂在临床中的具体运用特点，只有掌握这些特点，才能制裁随心，以应万变之病情，从而达到预期的治疗目的。

第二十七章　方剂的用法

一、方剂的剂型

方剂组成以后，还要根据病情与药物的特点制成一定的形态，称为剂型。方剂的剂型历史悠久，有着丰富的理论和宝贵的实践经验。早在《黄帝内经》中就有汤、丸、散、膏、酒、丹等剂型，历代医家又有很多发展。随着制药工业的发展，又研制了许多新的剂型，如片剂、颗粒剂、注射剂等。现将常用剂型的主要特点及制备方法简要介绍如下。

1. 汤剂　是将药物饮片加水或酒浸泡后，再煎煮一定时间，去渣取汁，制成的液体剂型，主要供内服；外用的多作洗浴、熏蒸及含漱。汤剂的特点是吸收快、药效发挥迅速，而且可以根据病情的变化加减，能较全面、灵活地照顾到每个患者或具体病变阶段的特殊性，适用于病证较重或病情不稳定的患者。汤剂的不足之处是服用量大、口感差，某些药的有效成分不易煎出或易挥发散失，亦不便于携带。

2. 散剂　是将药物粉碎，混合均匀，制成粉末状制剂，分为内服和外用两类。内服散剂一般是研成细粉，以温开水冲服，量小者亦可直接吞服，如七厘散；亦有制成粗末，以水煎取汁服者，称为煮散，如银翘散。散剂的特点是制作简便，吸收较快，节省药材，便于服用及携带。外用散剂一般作为外敷，掺散疮面或患病部位，如金黄散、生肌散；亦有研成极细粉末，作点眼、吹喉等用，如八宝眼药、冰硼散等。

3. 丸剂　是将药物研成细粉或药材提取物，加适宜的黏合剂制成球形的固体剂型。丸剂与汤剂相比，吸收较慢，药效持久，节省药材，便于服用与携带，适用于慢性、虚弱性疾病，如六味地黄丸等。但也有丸剂药性比较峻猛，多为芳香开窍类药物与剧毒药物，不宜作汤剂煎服，如安宫牛黄丸、三物备急丸等。常用的丸剂有蜜丸、水丸、糊丸、浓缩丸等。

（1）蜜丸　是将药物细粉用炼制的蜂蜜为黏合剂制成的丸剂，有大蜜丸和小蜜丸之分。蜜丸性质柔润，作用缓和持久，并有补益和矫味作用，常用于治疗慢性病和虚弱性疾病，如归脾丸、十全大补丸等。

（2）水丸　俗称水泛丸，是将药物细粉用水（冷开水或蒸馏水）或酒、醋、蜜水、药汁等为黏合剂制成的小丸。水丸较蜜丸崩解、溶散得快，吸收、起效快，易于吞服，适用于多种疾病，如金锁固精丸、保和丸、越鞠丸等。

（3）糊丸　是将药物细粉用米糊、面糊、曲糊等为黏合剂制成的小丸。糊丸黏合力强，质地坚硬，崩解、溶散迟缓，内服可延长药效，减轻剧毒药的不良反应和对胃肠的刺激，如十枣丸、三物备急丸等。

（4）浓缩丸 是将药物或方中部分药物煎汁浓缩成膏，再与其他药物细粉混合后干燥、粉碎，用水或蜂蜜或药汁制成丸剂。因其体积小，有效成分高，服用剂量小，可用于治疗多种疾病。

其他尚有蜡丸、水蜜丸、微丸、滴丸等。

4. 膏剂 是将药物用水或植物油煎熬去渣而制成的剂型，有内服和外用两种。内服膏剂有流浸膏、浸膏、煎膏三种；外用膏剂有软膏、硬膏两种。其中流浸膏与浸膏多数用于调配其他制剂使用，如合剂、糖浆剂、冲剂、片剂等。现将煎膏与外用膏剂分述如下。

（1）煎膏 又称膏滋，是将药物加水多次煎煮，去渣取汁浓缩后，加炼蜜或炼糖制成的半液体剂型。其特点是体积小、含量高、口味甜美、便于服用、有滋养调补作用，多用于慢性病和虚弱性患者，如阿胶补血膏、八珍益母膏等。

（2）软膏 又称药膏，是将药物细粉与适宜的基质制成具有适当稠度的半固体外用制剂。其中用乳剂型基质的亦称乳膏剂，多用于皮肤、黏膜或疮面。软膏具有一定的黏稠性，外涂后渐渐软化或熔化，使药物慢慢吸收，持久发挥疗效，适用于疮疡肿痛、烧伤烫伤等，如金黄膏等。

（3）硬膏 又称膏药，古称薄贴。它是以植物油将药物煎至一定程度，去渣，煎至滴水成珠，加入黄丹等搅匀，冷却制成。用时加温摊涂在布或纸上，软化后贴于患处或穴位上，治疗局部疾病和全身性疾病，如疮疡肿毒、跌打损伤、风湿痹证，以及腰痛、腹痛等，如狗皮膏等。

5. 酒剂 又称药酒，古称酒醴。它是将药物用白酒或黄酒浸泡，或加温隔水炖煮，去渣取液，供内服或外用。酒有活血通络、助药性行散的特性，故常在祛风通络和补益剂中使用，如风湿药酒、五加皮酒等。外用酒剂尚可祛风活血、止痛消肿。

6. 丹剂 有内服和外用两种。内服丹剂没有固定剂型，每以药品贵重或药效显著而名之曰丹，如至宝丹、活络丹等，有丸剂，也有散剂。外用丹剂亦称丹药，是以某些矿物类药经高温烧炼制成的不同结晶形状的制品，常研粉涂撒疮面，治疗疮疡痈疽，亦可制成药条、药线和外用膏剂应用，如红升丹、白降丹等。

7. 茶剂 是将药物经粉碎加工而制成的粗末状制品，或加入适宜黏合剂制成的方块状制剂。用时以沸水泡汁或煎汁，不定时饮用。大多用于治疗感冒、食积、腹泻，近年来又有许多保健、减肥的新产品，如午时茶、三花减肥茶等。

8. 栓剂 古称坐药或塞药，是将药物细粉与基质混合制成一定形状的固体制剂，用于腔道并在其间融化或溶解而释放药物，有杀虫止痒、润滑、收敛等作用，可用以治疗全身性疾病。其特点是通过直肠（也有用于阴道）黏膜吸收，有 50% ～ 70% 的药物不经过肝脏而直接进入大循环，一方面减少药物在肝脏中的首过效应，减少药物对肝脏的毒性和副作用，同时还可避免胃肠液对药物的影响及药物对胃黏膜的刺激作用。婴幼儿直肠给药尤为方便，常用的有小儿解热栓、消痔栓等。

9. 颗粒剂 原称冲剂，是将药材提取物加适量赋形剂或部分药物细粉制成的干燥颗粒状或块状制剂，用时以开水冲服。颗粒剂具有作用迅速、体积较小、服用方便等特点，深受患者欢迎。常用的有感冒退热颗粒、板蓝根颗粒等。

10. 片剂 是将药物细粉或药材提取物与辅料混合压制而成的片状制剂。片剂用量准确，体积小。味苦或恶臭的药物压片后可再包糖衣，使之易于服用。如需在肠道吸收的药物，可包肠溶衣，使其在肠道中崩解。此外尚有含片、泡腾片等。

11. 糖浆剂 是将药物煎煮、去渣取汁、浓缩后，加入适量蔗糖溶解制成的浓蔗糖水溶液。糖浆剂具有味甜量小、服用方便、吸收较快等特点，适于儿童服用，如止咳糖浆、小儿健胃糖浆等。

12. 口服液 是将药物用水或其他溶剂提取，精制而成的内服液体制剂。具有剂量较少、吸收较快、服用方便、口感适宜等优点，近年来保健与滋补性口服液日益增多，如人参蜂王浆口服液、杞菊地黄口服液等。

13. 注射液 亦称针剂，是将药物经过提取、精制、配制等制成的灭菌溶液、无菌混悬液或供配制成液体的无菌粉末，供皮下、肌内、静脉等注射的一种制剂。具有剂量准确、药效迅速、适于急救、不受消化系统影响的特点，对于神志昏迷，难于口服用药的患者尤为适宜，如清开灵注射液、生脉注射液等。

以上剂型各有特点，临证应根据病情与方药特点酌情选用。此外，尚有胶囊剂、灸剂、熨剂、灌肠剂、搽剂、气雾剂等，临床中都在广泛应用，而且还在不断研制新剂型，以供临床使用。

二、方剂的煎服法

方剂煎药法与服药法亦是方剂运用的一个重要环节。若辨证准确，用方切中病机，药物配伍与剂型的选择也与病情相合，但煎药和服药方法不当，则有可能影响方剂疗效。

（一）煎药法

1. 煎药用具 以瓦罐、砂锅为好，搪瓷器具亦可，现代也有用不锈钢与玻璃器皿。忌用铁器、铜器煎药，因为有些药物与铜、铁一起加热之后会起化学变化，或降低溶解度。煎药器皿的容量宜稍大一些，以利于药物沸腾翻滚，并可避免药液外溢。煎药时，器皿须加盖，以防药液蒸发过快，而使药物的有效成分溶出不全。

2. 煎药用水 以用水纯净为原则，如自来水、深井水、蒸馏水等均可。前人常用流水、泉水、甘澜水（亦称劳水）、米泔水等。根据药物的特点和疾病的性质，也有用酒或水酒合煎的。每剂药一般煎煮两次，有的煎煮 3 次，用水量应视药量、药物质地及煎药时间而定。第一煎水量可适当多些，一般以漫过药面 3 ~ 5cm 为宜，第二、三煎则可略少，每次煎得量 150 ~ 180mL。

3. 煎药火候 煎药的火候有"武火"与"文火"之分。急火煎煮谓之"武火"，慢火煎煮谓之"文火"。一般先用武火，沸腾后改用文火。根据药物性味及煎煮所需时间，酌定火候。解表与泻下之剂，煎煮时间较短，宜用武火，加水量亦应少些；补益之剂，煎煮时间较长，宜用文火，加水量亦应多些。如不慎将药煎煮糊锅，则应弃之不用，以防发生不良反应。

4. 煎药方法　煎药前，宜先将药物浸泡 20～30 分钟，再行煎煮，以利于其有效成分的溶出。对某些有特殊煎煮要求的药物，应在处方中加以注明，如先煎、后下、包煎、另炖、烊化、冲服。

（二）服药法

方剂服用方法的恰当与否，对临床疗效有一定影响。方虽中病，而服之不得其法，非但无功，反而有害。因此，方剂的服用方法也应予以足够重视。

1. 服药时间　应当根据病位、病情、药物类型及病证特点来决定药物服用的时间。一般来说，宜在饭前 1 小时服药，以利于药物尽快吸收。但对胃肠有刺激的方药，宜饭后服用，以防产生副作用。急性重病应不拘时服，慢性病则应定时服药。补益药与泻下药，宜空腹时服；安神类方药，宜临卧前服；治疟方药，宜在发作前 2 小时服。还有少数方剂的服药时间有特殊要求，如十枣汤应平旦时服，鸡鸣散应五更时服等，可参考运用。

2. 服用方法　服用汤剂次数，一般是 1 日 1 剂，将两次或三次煎煮之药液合并，分 2～3 次温服。但特殊情况下，根据病情的需要，或顿服以使药力集中；或一日数服，或煎泡代茶时时饮用，以使药力持续；也可 1 日连服 2 剂，以加强疗效。服用丸、散、膏、酒等剂型时，根据病情和具体药物定量，一般日服 2～3 次。各种丸剂都可以直接用水送服，至于其他不同剂型，可参考制剂情况及方药功用酌情而定。服用汤药，大多采取温服，但也有例外，如治疗热证可以寒药冷服，治疗寒证可以热药热服，旨在辅助药力。若病情严重时，可能发生服药后呕吐的"拒药"反应，此时则应寒药热服，或热药冷服，以防格拒。

服用峻烈药物或有毒性的药物时，从小量开始，逐渐加量，取效即止，慎勿过量，以免发生中毒反应或戕伤人体正气。此外，对于服汤药后出现恶心呕吐者，可在药液中加入少量姜汁，或先服少许姜汁，或用鲜生姜搓舌，或嚼少许陈皮，然后再服汤液，或采用冷服、小量频饮的方法。对于昏迷患者及吞咽困难者，现多用鼻饲法给药。

3. 药后调护　药后施以合理的调护方法，有助于提高临床疗效和加速病体康复。例如服用发汗解表类汤剂，宜趁热服，药后还须温覆避风，使遍身染染微似有汗。若无汗或汗出不彻，可加服热粥，或适当添加衣被等，以助取汗。凡发汗只宜遍体微汗，若见患者大汗淋漓、面色苍白、脉微欲绝，即为汗出太过的亡阳虚脱之象，应及时施以回阳固脱之法。又如服攻下逐水类方剂后，若泻下不止，在停药同时可服冷粥或饮冷开水止之。若服药后患者出现剧烈腹痛，泄泻不止或频繁呕吐，大汗淋漓，心悸气短等反应，表明气随津脱，应及时施以益气固脱之法。由于逐水、峻下方药极易损伤脾胃，故药后应注意调理脾胃，可给予米汤或清淡素食以养胃护脾。

4. 服药食忌　服药期间，不适当的饮食可能会加重病情，或变生他病，或降低方药疗效，或诱发不良反应，因此注意饮食的宜忌，是确保临床用药有效而安全的措施之一。服药时的饮食禁忌主要包括两方面：一是病证对饮食的禁忌，如水肿病宜少食盐，消渴病应忌糖，下利者慎油腻等。二是药物对饮食的禁忌，如服含人参、地黄的方药应忌食萝卜，服含有土茯苓的方药应忌茶叶，服荆芥时宜忌河豚与无鳞鱼等。中医在服药食忌方面积累有大量的经验，值得重视和加以研究。

第二十八章　解表剂

凡以解表药为主组成，具有发汗、解肌、透疹等作用，治疗表证的方剂，统称为解表剂。本类方剂属"八法"中的"汗"法。

由于表证性质有寒热之分，患者体质亦有虚实之别，因此解表剂一般分为辛温解表、辛凉解表、扶正解表三类。本类方剂多用于六淫外邪侵袭肌表、肺卫所致，以恶寒、发热、头痛、身疼、苔白或黄、脉浮等为主症的表证阶段，也可用于麻疹、疮疡、水肿、疟疾、痢疾等病初起见表证者。

解表剂用药多轻清宣散之品，药性易耗散，故煎煮时间不宜太久；药宜温服，服后要注意保暖以取微汗，亦不可发汗太过，以防耗伤气阴；服解表药期间，应注意禁生冷、油腻之品，以免影响药物的吸收及药效的发挥。

麻黄汤
《伤寒论》

【组成】麻黄去节，三两（9g）　桂枝去皮，二两（6g）　杏仁去皮尖，七十个（6g）　甘草炙，一两（3g）

【用法】上四味，以水九升，先煮麻黄，减二升，去上沫，内诸药煮取二升半，去滓，温服八合，覆取微似汗，不须服粥，余如桂枝法将息（现代用法：水煎服。温覆，取微汗）。

【功用】发汗解表，宣肺平喘。

【主治】外感风寒表实证。恶寒发热，无汗而喘，头身疼痛，舌苔薄白，脉浮紧。

【方解】本证风寒袭表，寒邪外束，卫阳被郁，肌表失于温煦则恶寒，卫阳失于宣发则郁而发热；寒性收引，毛窍闭塞，则无汗；营阴郁滞，经脉不通，故头身疼痛；肺外合皮毛，卫郁窍闭，肺气不宣，则上逆为咳喘；病属表寒，故舌苔薄白、脉浮紧。治当辛温解表，宣肺平喘。方中麻黄苦辛温，善开毛窍以发汗散寒，宣发肺气以平喘，为君药。臣以桂枝透营达卫，温经散寒以解营分郁滞，麻黄、桂枝相须为用，增强发汗解表之力。佐以降利肺气之杏仁，与麻黄相配，一宣一降，增强宣肺平喘之功。炙甘草既调和麻、杏之宣降，又缓和麻、桂之峻烈，为佐使药。四药配伍合用，发汗力强，被称为"发汗峻剂"。

【临床运用】本方为治外感风寒表实证的代表方。以恶寒发热、无汗而喘、脉浮紧为辨证要点。现代临床常用于感冒、流行性感冒、支气管炎、支气管哮喘、肺炎、类风湿性关节炎等见有风寒表实证者。

桂枝汤

《伤寒论》

【组成】桂枝去皮，三两（9g）　芍药三两（9g）　甘草炙，二两（6g）　生姜切，三两（9g）　大枣十二枚，擘（3枚）

【用法】上五味，㕮咀，以水七升，微火煮取三升，去滓，适寒温，服一升。服已须臾，啜热稀粥一升余，以助药力。温覆令一时许，遍身漐漐微似有汗者益佳，不可令如水流漓，病必不除。若一服汗出病瘥，停后服，不必尽剂；若不汗，更服如前法；又不汗，后服小促其间，半日许，令三服尽。若病重者，一日一夜服，周时观之，服一剂尽，病证犹在者，更作服；若汗不出，乃服至二三剂。禁生冷、黏滑、肉面、五辛、酒酪、臭恶等物（现代用法：水煎服。温覆，取微汗）。

【功用】解肌发表，调和营卫。

【主治】外感风寒表虚证。头痛发热，汗出恶风，鼻鸣干呕，苔白不渴，脉浮缓或浮弱。

【方解】风寒在表，正气抗邪于外则发热；风性开泄，腠理不固，营阴外泄，故汗出恶风；风邪上扰清阳则头痛；邪犯肌表，则肺气不利，胃失和降，故鼻鸣干呕；苔白不渴、脉浮缓或浮弱为风寒表虚之征。证属营卫不和。治当解肌发表，调和营卫。方中桂枝辛甘温，解肌发表为君。白芍酸收，益阴敛营为臣，桂、芍等量合用，一散表邪，一敛营阴，散中有收以调和营卫。再用生姜，一助桂枝发汗解表，二可和胃止呕；大枣益气补中，助白芍和营生津，配生姜调和营卫，共为佐药。炙甘草调和药性，合桂枝辛甘化阳以实卫，合白芍酸甘化阴以和营。全方配伍结构严谨，发中有补，散中有收，邪正兼顾，为"调和营卫"的代表方。

【临床运用】本方为治外感风寒表虚证的代表方。以发热、恶风、汗出、脉浮缓为辨证要点。现代临床常用于感冒、流行性感冒、上呼吸道感染等见风寒表虚证者；或在内伤杂病中用以治疗原因不明的低热、产后病后低热、自汗、妊娠恶阻、多形红斑、荨麻疹、皮肤瘙痒、冻疮、鼻炎等属营卫不和者。

九味羌活汤

《此事难知》

【组成】羌活　防风　苍术各一钱半（各6g）　细辛五分（2g）　川芎　白芷　生地黄　黄芩　甘草各一钱（各3g）

【用法】上九味，㕮咀，水煎服。若急汗，热服，以羹粥投之；若缓汗，温服，而不用汤投之也（现代用法：水煎服）。

【功用】发汗祛湿，兼清里热。

【主治】外感风寒湿邪，兼有里热证。恶寒发热，无汗，头痛项强，肢体酸楚疼痛，口苦微渴，舌苔白或微黄，脉浮。

【方解】风寒外束肌表，见恶寒发热、无汗、头痛项强；湿邪郁滞经络，气血运行不畅，故肢体酸楚疼痛；里有内热则口苦微渴。治当发散风寒湿邪，兼清里热。方中羌活辛温芳香，其性上行，善解表寒，祛风湿，利关节，止痹痛，为治风寒湿邪之君药。防风祛风除湿，散寒止痛；苍术辛苦温燥祛湿，两药共助羌活散寒除湿止痛，为臣药。细辛、白芷散寒祛风止痛；川芎上行头目，祛风散寒；生地黄、黄芩清泄里热，滋已伤之阴液，又防诸药辛温燥烈，共为佐药。甘草调和诸药为使。诸药配伍，散表之寒湿，清里之内热，共成发汗祛湿、兼清里热之剂。

【临床运用】本方为治外感风寒湿邪，兼有里热证的常用方。以恶寒发热、头痛无汗、肢体酸楚疼痛、口苦微渴为辨证要点。现代临床常用于感冒、流行性感冒属外感风寒湿邪，兼有里热证候者；加减后可治疗风湿性关节炎、偏头痛等。

小青龙汤
《伤寒论》

【组成】麻黄去节，三两（9g） 芍药三两（9g） 细辛三两（6g） 干姜三两（3g） 甘草炙，三两（3g） 桂枝去皮，三两（9g） 半夏半升，洗（9g） 五味子半升（6g）

【用法】上八味，以水一斗，先煮麻黄，减二升，去上沫，内诸药，煮取三升，去滓，温服一升（现代用法：水煎服）。

【功用】解表散寒，温肺化饮。

【主治】外感风寒，内伤水饮证。恶寒发热，无汗，胸痞喘咳，痰多而稀，或痰饮喘咳，不得平卧，或身体疼重，头面四肢浮肿，舌苔白滑，脉浮。

【方解】本证乃因外感风寒，寒饮内停所致。风寒束表，毛窍闭塞，卫阳被遏，营阴郁滞，故出现恶寒发热、无汗、身体疼痛；外寒引动内饮，水寒相搏，上扰于肺，肺失宣降，则出现咳喘痰多而稀；水停心下，阻滞气机，则胸痞；水气凌心则痰饮喘咳、不得平卧；水饮外溢于四肢肌肤，则头面四肢浮肿且身重。治当解表散寒，温肺化饮，表里双解。方中麻黄、桂枝辛温发散为君，发表散寒以除表邪，且麻黄又能宣发肺气而平喘咳，桂枝又能化气行水以除内饮。干姜、细辛温肺化饮为臣，且外助麻、桂解表祛邪。然四药均为辛温发散之品，恐发散以伤肺气，温燥伤及津血，故佐以五味子酸敛肺气，芍药和营敛阴；半夏燥湿化痰，降逆平喘。炙甘草益气和中，调和诸药，是兼佐使之用。

【临床运用】本方为治外寒内饮证的常用方。临床以恶寒发热、无汗、喘咳、痰多而稀、舌苔白滑、脉浮为辨证要点。现代临床常用于治疗慢性支气管炎或急性发作、支气管哮喘、老年性肺气肿等病属外寒内饮者。

麻黄杏仁甘草石膏汤
《伤寒论》

【组成】麻黄四两，去节（9g） 杏仁五十个，去皮尖（9g） 甘草二两，炙（6g） 石膏半斤，碎、绵裹（18g）

【用法】上四味，以水七升，煮麻黄，减二升去上沫，内诸药，煮取二升，去滓，温服一升（现代用法：水煎服）。

【功用】辛凉宣泄，清肺平喘。

【主治】外感风邪，邪热壅肺证。身热不解，咳逆气急鼻扇，口渴，有汗或无汗，舌苔薄白或黄，脉滑而数。

【方解】本方证是表邪入里化热，进而壅遏肺气，肺失清肃所致。外感风寒不解，郁而化热入里，或风热袭肺致身热不解，热壅于肺，肺失宣降，则咳喘，甚则咳逆气急、鼻扇；热邪灼伤津液则口渴喜饮；热邪上蒸，迫津外泄则汗出；热邪郁于肺卫，毛窍闭塞则无汗；舌苔黄、脉滑而数为肺热之象。治当辛凉宣泄，清肺平喘。方中石膏辛甘大寒，用量倍于麻黄，清泄肺热以生津止渴，辛散解肌以透邪外出；麻黄辛温，开宣肺气以平喘，开腠解表以散邪，使在内郁热得以外达，石膏得麻黄，清解肺热而不凉遏，麻黄得石膏，宣肺平喘而不助热；二药相配相辅相成，共为君药。杏仁味苦，肃降肺气，助麻黄降肺平喘；与石膏相伍则清肃肺热，为臣药。炙甘草益气和中，既可缓麻黄宣散耗气，又可和石膏清热生津止渴，为佐使药。

【临床运用】本方为治外感风邪，邪热壅肺证的常用方。临床以发热、喘急、苔薄黄、脉数为辨证要点。现代临床常用于治疗感冒、上呼吸道感染、急性支气管炎、支气管肺炎、大叶性肺炎、支气管哮喘、麻疹合并肺炎等属邪热壅肺者。

银翘散
《温病条辨》

【组成】连翘一两（15g）　金银花一两（15g）　苦桔梗六钱（6g）　薄荷六钱（6g）　竹叶四钱（4g）　生甘草五钱（5g）　荆芥穗四钱（4g）　淡豆豉五钱（5g）　牛蒡子六钱（6g）

【用法】共杵为散，每服六钱（18g），鲜苇根汤煎，香气大出，即取服，勿过煎。肺药取轻清，过煎则味厚而入中焦也。病重者约二时一服，日三服，夜一服；轻者三时一服，日二服，夜一服；病不解者，作再服（现代用法：水煎服）。

【功用】辛凉透表，清热解毒。

【主治】温病初起。发热无汗，或有汗不畅，微恶风寒，头痛口渴，咳嗽咽痛，舌尖红，苔薄白或微黄，脉浮数。

【方解】温病初起，邪犯肺卫则发热，微恶风寒；腠理开阖失司则无汗或有汗不畅；风热之邪上犯致咽痛；肺失清肃则咳嗽；温邪伤津故口渴；邪未外泄，热蒸于上则头痛；舌尖红、舌苔微黄、脉浮数皆为温邪在卫表之象。治宜辛凉透表，清热解毒。方中重用金银花、连翘疏散风热，清热解毒，芳香辟秽，共为君药。配薄荷、牛蒡子味辛性凉，助君药疏散上焦风热，且清利头目，解毒利咽；借荆芥穗、淡豆豉辛而微温之性，加强辛解透表之力，助君药透表热外出，四药共为臣药。竹叶清上焦邪热除烦；芦根清热生津止渴；桔梗上行宣肺止咳，同为佐药。甘草调和诸药为使。

【临床运用】本方为治温病初起之代表方。以发热、微恶风寒、咽痛、口渴、脉浮数为辨证要点。现代临床常用于流行性感冒、急性扁桃体炎、麻疹初起、流行性乙型脑炎、流行性脑脊髓膜炎、腮腺炎等初起属卫分风热证者。

败毒散

《太平惠民和剂局方》

【组成】柴胡_{去苗}　前胡_{去苗，洗}　川芎　枳壳_{去瓤，麸炒}　羌活　独活_{去苗}　茯苓_{去苗}　桔梗　人参_{去芦}　甘草各三十两（各6g）

【用法】上为粗末，每服二钱（6g），生姜、薄荷各少许，同煎七分，去滓，不拘时候，寒多则热服，热多则温服（现代用法：水煎服）。

【功用】散寒祛湿，益气解表。

【主治】气虚外感证。憎寒壮热，头项强痛，肢体酸痛，无汗，鼻塞声重，咳嗽有痰，胸膈痞满，舌淡苔白，脉浮而按之无力。

【方解】气虚者外感风寒湿邪，邪在肌表故憎寒壮热；寒湿之邪束于肌表则无汗、头项强痛、肢体酸痛；风寒犯肺，肺失宣肃，故鼻塞声重、咳嗽有痰、胸膈痞闷；正虚寒湿在表而见舌苔白腻、脉浮而按之无力。治宜发散风寒湿邪以解表，扶助正气以驱邪外出。方中用辛苦温的羌活、独活为君，通治一身上下之风寒湿邪。川芎辛温升散，上行头目，祛风止痛；柴胡辛散解肌，二药共为臣。桔梗上行宣肺，枳壳下行降气，前胡降气化痰，合柴胡四药共达调畅气机、宣利肺气、化痰止咳之效，茯苓渗湿，杜绝生痰之源，皆为佐药。甘草调和诸药，兼以益气和中，生姜、薄荷加强解表散寒之力，属佐使之品。方中用小量人参亦属佐药，其意义一是扶助正气以驱邪外出，二是使散中有补，既不致耗伤真元，又可防止外邪复入。

【临床运用】本方为治气虚外感风寒湿邪的常用方。以憎寒壮热、肢体酸痛、无汗、脉浮按之无力为辨证要点。现代临床常用于感冒、胃肠型感冒、支气管炎、过敏性皮炎、荨麻疹、湿疹、皮肤瘙痒症等属风寒夹湿证者。

第二十九章 泻下剂

凡以泻下药为主组成，具有通便、泄热、攻积、逐饮等作用，治疗里实证的方剂，统称为泻下剂。

由于形成里实积滞证的病因、病机不同，证候表现有热结、寒结、燥结、水结的区别，兼之人体体质有虚实强弱之差别，因此其立法处方亦随之不同。根据泻下剂的不同作用，可分为寒下、温下、润下、逐水、攻补兼施五类。

表证未解，里未成实者不宜使用泻下剂；年老体虚、孕妇、产妇或经期妇女，以及病后伤津及亡血者，均应慎用或禁用。服泻下剂期间忌进油腻及不易消化食物，以防重伤胃气。

大承气汤
《伤寒论》

【组成】大黄四两，酒洗（12g） 厚朴八两，去皮，炙（24g） 枳实五枚，炙（12g） 芒硝三合（6g）

【用法】上四味，以水一斗，先煮二物，取五升，去滓，内大黄，更煮取二升，去滓，内芒硝，更上微火一两沸，分温再服。得下，余勿服（现代用法：水煎，先煎厚朴、枳实，后下大黄，芒硝溶服）。

【功用】峻下热结。

【主治】

1. 阳明腑实证。大便不通，频转矢气，脘腹痞满，腹痛拒按，按之硬，甚或潮热谵语，手足濈然汗出，舌苔黄燥起刺或焦黑燥裂，脉沉实。

2. 热结旁流。下利清水，色纯清，其气臭秽，脐腹疼痛，按之坚硬有块，口舌干燥，脉滑实。

3. 里热实证之热厥、痉病或发狂。

【方解】本证乃邪热内传阳明之腑，入里化热，与肠中燥屎相搏结成实所致。热盛灼津，肠胃气滞，腑气不通，燥屎结聚肠中，故见大便不通、频转矢气、脘腹痞满、腹痛拒按、按之则硬；里热炽盛，上扰神明，出现谵语；四肢皆禀气于阳明，阳明经气旺于申酉，阳明热炽，迫津外泄，故潮热、手足濈然汗出；热盛津伤，燥实内结，故见舌苔黄或焦黄起刺，甚则焦黑燥裂，脉沉实等。腑热炽盛，燥屎坚结于肠中而欲排不能，逼迫肠中津液从燥屎之旁流下，则见下利清水、色纯清、其气臭秽等"热结旁流"之证。若邪热积滞，闭阻于内，阳气受遏，不能外达于四肢，则可见四肢不温等热厥之证；若热盛于里，伤津劫液，筋脉失养，又可见挛急等痉病的表现。本方证的证候特点可归纳为"痞、满、燥、实"四字。痞、满是无形之气滞，燥、实是有形之热结，二者相互影响而互为因果。其症虽异，病机则同，均是实热积滞内结肠胃所致，治疗均当峻下热结，急下存阴。方中大黄苦寒通降，泄热通便，荡涤胃肠实热积滞，为君药。芒硝咸寒润降，软坚润燥，协助大黄泄热通便，为臣药。两者相须配伍，峻下热结之功益峻。积滞内停则腑气不通，而腑气不通则实热积滞难以下泄，故佐以厚朴下气除满，枳实行气消痞，合而用之，既能消痞除满，又助硝、黄推荡胃肠积滞，加速热结排泄。四药相合，共收峻下热结之功。本方煎服方法为先煎枳、朴，后下大黄，芒硝溶服，乃因大黄煎煮过久，会减缓泻下之力。

【临床运用】本方为治疗阳明腑实证的基础方，又是寒下法的代表方，临床以痞、满、燥、实及舌红苔黄、脉沉实有力为辨证要点。现代临床用于治疗急性单纯性肠梗阻、粘连性肠梗阻、蛔虫性肠梗阻、细菌性痢疾、急性胆囊炎、急性胰腺炎，以及某些热性疾病过程中出现高热、谵语、神昏、惊厥、发狂而见大便不通、苔黄脉实等属于里热积滞实证者。

麻子仁丸
《伤寒论》

【组成】麻子仁二升（500g）　芍药半斤（250g）　枳实半斤，炙（250g）　大黄一斤，去皮（500g）　厚朴一尺，炙，去皮（250g）　杏仁一升，去皮、尖，熬，别作脂（250g）

【用法】上六味为末，炼蜜为丸，如梧桐子大，饮服十丸，日三服。渐加，以知为度（现代用法：蜜丸，每服9g，每日2～3次；亦可按原方用量比例改用汤剂煎服，大黄后下）。

【功用】润肠泄热，行气通便。

【主治】肠胃燥热之便秘证。大便秘结，小便频数，苔微黄，脉细涩。

【方解】本证乃因胃肠燥热，脾津不足，肠腑失润所致。脾主为胃行其津液，现胃中燥热，脾受约束，导致津液不能四布，肠间失润，则大便秘结，津液但输膀胱，故小便频数。根据"燥者润之""留者攻之"的原则，治宜润肠泄热，行气通便。本方由小承气汤加麻子仁、芍药、杏仁、蜂蜜而成，方中麻子仁性味甘平，且质润多脂，功善润肠通便，为君药。大黄泄热通便；杏仁质润多脂，下润大肠以通便，且可肃降肺气，肺气降则肠气通；白芍养阴敛津，缓急止痛，共为臣药。枳实下气破结，厚朴理气除满，二药配伍，以加强降泄通便之力，为佐药。使以蜂蜜润燥滑肠。

【临床运用】本方为治疗肠胃燥热之便秘证的代表方。临床以大便秘结、小便频数、苔微黄为辨证要点。现代临床常用于治疗习惯性便秘、老人与产后便秘、痔疮术后便秘等属于胃热肠燥者。

大黄牡丹汤
《金匮要略》

【组成】大黄四两（18g）　牡丹一两（9g）　桃仁五十个（12g）　冬瓜子半升（30g）　芒硝三合

（9g）

【用法】上五味，以水六升，煮取一升，去滓，内芒硝，再煎沸，顿服之（现代用法：水煎服）。

【功用】泄热破瘀，散结消肿。

【主治】肠痈初起。右下腹疼痛拒按，甚或局部肿痞，或右侧腿足屈而不伸，伸则痛剧，小便自利，时时发热，汗出恶寒，舌苔黄腻，脉滑数。

【方解】本证乃由肠中湿热郁蒸，气血凝聚，互结成痈所致。湿热内蕴肠中，与气血相搏，瘀热互结，久之则血败肉腐而成痈肿；湿热瘀结蕴于右下腹，气血不畅，不通则痛，出现疼痛拒按，甚至局部肿痞，右足喜屈而不伸，伸则痛剧；肠痈已成，气血郁滞，营卫失调，邪正相争而时时发热、汗出恶寒。治宜泄热破瘀，散结消痈，从而荡涤湿热瘀滞从大便而下。方中大黄苦寒攻下，可入大肠以泄热逐瘀，荡涤肠中湿热瘀结；牡丹皮苦辛微寒，清热凉血散瘀，二药相合，泄热破瘀，共为君药。芒硝咸寒，清泻导滞，软坚散结，助大黄荡涤结热，使其速下；桃仁破血化瘀，协助牡丹皮祛瘀消肿散结，共为臣药。冬瓜仁清肠利湿，排脓消痈，为佐药。

【临床应用】本方为治湿热瘀滞、肠痈初起的常用方。临床以右下腹疼痛拒按、舌苔薄黄腻、脉滑数为辨证要点。现代临床常用于治疗急性阑尾炎、阑尾脓肿、子宫附件炎、盆腔炎、输精管结扎术后感染等属于湿热郁蒸，血瘀气滞者。

大黄附子汤
《金匮要略》

【组成】大黄三两（9g）　附子三枚, 炮（12g）　细辛二两（3g）

【用法】上三味，以水五升，煮取二升，分温三服。若强人煮取二升半，分温三服。服后如人行四五里，进一服（现代用法：水煎服）。

【功用】温里散寒，通便止痛。

【主治】寒积里实证。腹痛便秘，胁下偏痛，发热，手足厥冷，舌苔白腻，脉弦紧。

【方解】本证乃因寒邪与积滞互结于肠道所致。寒邪内侵，与肠中积滞互结，阳气失于温通，气血被阻，肠道传导失职，腑气不通，故腹痛便秘；寒邪凝聚于厥阴，阳气不通，则胁下偏痛；寒积内停，阳气被郁，不能布达四肢以行温煦之能，则手足厥逆；气机被郁故发热。治当采用温阳通便之法，温里散寒以开闭，除积通便以止痛。方中重用附子大辛大热，温里散寒，止胁腹冷痛，为君药。大黄苦寒，泻下通便，以荡涤里实积滞，为臣药。细辛温散宣通，助附子散寒以止冷痛，为臣药。大黄性味虽苦寒，但配伍附子、细辛等辛散大热之品，则寒性被制而泻下之功犹存，相反相成，为去性取用之法。

【临床运用】本方为温下法的代表方，又是治疗冷积便秘实证的常用方。临床以腹痛便秘、手足厥冷、苔白腻、脉弦紧为辨证要点。现代临床常用于治疗急性阑尾炎、急性肠梗阻、睾丸肿痛、胆绞痛、胆囊术后综合征、慢性痢疾、尿毒症等属寒积里实者。

十枣汤

《伤寒论》

【组成】芫花熬　甘遂　大戟各等分　大枣十枚，擘

【用法】三药等分，各别捣为散。以水一升半，先煮大枣肥者十枚，取八合去滓，内药末。强人服一钱匕，羸人服半钱，温服之，平旦服。若下少病不除者，明日更服，加半钱。得快下利后，糜粥自养（现代用法：三药等分为末，或装入胶囊，每服0.5～1g，每日1次，于清晨空腹服，以大枣10枚煎汤送服。若下少，可依前法酌情加量服，得快下利后，糜粥自养）。

【功用】攻逐水饮。

【主治】

1. 悬饮。咳唾胸胁引痛，心下痞硬，干呕短气，头痛目眩，或胸背掣痛不得息，舌苔滑，脉沉弦。

2. 水肿。一身悉肿，尤以身半以下为重，腹胀喘满，二便不利。

【方解】本证乃因水饮壅盛，停聚于胸胁，留于脘腹，或水饮泛溢肢体所致。水停胸胁，三焦气机不畅，故胸胁疼痛，甚则胸背掣痛不得息；水饮停聚，上逆迫肺，肺气不利，故咳唾短气；饮为阴邪，随气流动，停于心下，则心下痞硬；饮停于胃，胃失和降则干呕；饮邪上逆扰于清阳，则头痛目眩；水性溢泛肢体，内聚脘腹，三焦水道受阻，则见一身悉肿、腹胀喘满、二便不利。本方证为水饮壅盛之实证，治宜投峻剂攻逐水饮，使水邪速下。方中甘遂善行经隧络脉之水湿，为君药。大戟善泻脏腑停聚之水湿，芫花善消胸胁伏饮痰癖，均为臣药。三药合用，其攻逐水饮之功甚著。然三药峻烈有毒，易伤正气，故用大枣为佐，煎汤送服，取其益气护胃，并缓和诸药峻烈之毒性。

【临床运用】本方为攻逐水饮之峻剂，又是治疗悬饮及阳水实证的代表方。临床以体质壮实，咳唾胸胁引痛，或水肿腹胀，二便不利，脉沉弦为辨证要点。现代临床常用于治疗渗出性胸膜炎、肝硬化腹水、肾性水肿，以及晚期血吸虫病所致的腹水等属于水饮壅盛、形气俱实者。

黄龙汤

《伤寒六书》

【组成】大黄（9～15g）　芒硝（6～9g）　枳实（6～9g）　厚朴（9～12g）　甘草（3～6g）　人参（6～9g）　当归（6～9g）（原著本方无用量）

【用法】水二盅，姜三片，枣二枚，煎之后，再入桔梗一撮，热沸为度（现代用法：上药加桔梗3～6g，生姜3～5片，大枣2～4枚，水煎，芒硝溶服）。

【功用】泄热通便，益气养血。

【主治】阳明腑实，气血不足证。自利清水，色纯青，或大便秘结，脘腹胀满，疼痛拒按，身热口渴，神疲少气，谵语，甚或循衣摸床，撮空理线，神昏肢厥，舌苔焦黄或焦黑，脉虚。

【方解】本证乃因邪热与燥屎内结，导致腑气不通，同时气血不足所致。邪热入里与肠中燥屎互结，腑气不通，故大便秘结、脘腹胀满，甚则腹痛拒按，身热口渴，舌苔焦黄或焦黑；燥屎坚结，迫肠中津液旁流，则或自利清水，色纯青，即"热结旁流"证；热结在里，上蒸而扰于心神，正气欲脱，可见神昏谵语、肢厥、循衣撮空等危候；素体气血不足，故见神疲少气、脉虚。本证属邪实正虚，邪实宜攻，正虚宜补，治当泄热通便与益气养血同用，攻补兼施，寓补于攻。方中大黄、芒硝、枳实、厚朴（即大承气汤）泄热通腑，荡涤胃肠实热积滞；人参、当归补养气血，与大黄相合，使攻邪不伤正气；配伍桔梗开肺气以通胃肠；生姜、甘草、大枣补益中焦，既可助参、归以补养气血，又可调和诸药。

【临床运用】本方为攻补兼施的代表方，又是治疗阳明腑实兼气血不足证的常用方。临床以便秘，或下利清水秽臭，脘腹胀满，身热口渴，神倦少气，苔焦黄，脉虚为辨证要点。现代临床常用于治疗伤寒、副伤寒、流行性脑脊髓膜炎、老年性肠梗阻等属于阳明腑实而兼气血不足者。

第三十章　和解剂

凡以调和的方法，用以解除少阳半表半里之邪、肝脾功能失调、上下寒热互结等的方剂统称和解剂，属于"八法"中"和"法的范畴。

和解剂可分为和解少阳、调和肝脾、调和寒热三类。和解剂原为治疗足少阳胆经病证而设。由于肝胆疾病多可累及脾胃，导致肝脾不和证；也可因中气虚弱，寒热互结，导致胃肠不和证，故和解剂均可治之。

凡邪在肌表，未入少阳，或邪已入里，阳明热盛者，皆不宜使用和解剂。

小柴胡汤
《伤寒论》

【组成】柴胡半斤（25g）　黄芩三两（9g）　人参三两（6g）　半夏洗，半升（9g）　甘草三两，炙（6g）　生姜切，三两（9g）　大枣十二枚，擘（4枚）

【用法】上七味，以水一斗二升，煮取六升，去滓，再煎，取三升，温服一升，日三服（现代用法：水煎服）。

【功用】和解少阳。

【主治】

1.伤寒少阳证。往来寒热，胸胁苦满，默默不欲饮食，心烦喜呕，口苦，咽干，目眩，舌苔薄白，脉弦。

2.妇人伤寒，热入血室，以及疟疾、黄疸、内伤杂病而见少阳证者。

【方解】伤寒邪犯少阳，病在半表半里之间，邪出于表而为寒，邪入于里而为热，故往来寒热；邪在少阳，经气不利，少阳相火郁而为热，所以口苦、咽干、目眩且胸胁苦满；胆热犯胃，胃失和降，故见心烦喜呕、默默不欲饮食；舌苔薄白、脉弦是邪在少阳之征。邪既不在表，又不在里，故非汗、吐、下之所宜，唯宜和解之法。方中柴胡为少阳专药，轻清升散，疏邪透表，故为君药。黄芩苦寒，善清少阳相火，故为臣药。两药配伍，一散一清，外透内清，共奏和解少阳之功。半夏和胃降逆，散结消痞，生姜和胃降逆止呕，为佐药。人参、大枣益胃气，生津液，既扶正以助祛邪，又实里而防邪入。甘草为使，调和诸药。本方疏透与清泄并用，胆胃兼调，寓扶正于祛邪之中，为"少阳枢机之剂，和解表里之总方"。

【临床运用】本方为和解少阳之代表方。以往来寒热、胸胁苦满、不欲饮食、心烦喜呕、脉弦为辨证要点。现代临床常用于感冒、疟疾、慢性肝炎、慢性胆囊炎、胸膜炎、乳腺炎、睾丸炎、慢性胃炎、胃溃疡等属少阳证者。

大柴胡汤

《金匮要略》

【组成】柴胡半斤（15g）　黄芩三两（9g）　芍药三两（9g）　半夏半斤，洗（9g）　枳实四枚，炙（9g）　大黄二两（6g）　生姜五两（15g）　大枣十二枚（5个）

【用法】上八味，以水一斗二升，煮取六升，去滓，再煎，温服一升，日三服（现代用法：水煎服）。

【功用】和解少阳，内泻热结。

【主治】少阳阳明合病。往来寒热，胸胁苦满，呕不止，郁郁微烦，心下满痛或心下痞硬，大便不解或协热下利，舌苔黄，脉弦有力。

【方解】往来寒热，胸胁苦满，表明病变部位在少阳。呕不止，郁郁微烦，心下满痛或痞硬，便秘或热利，苔黄与脉弦有力等，是病邪已入阳明化热之象。方中重用柴胡，与黄芩合用，和解清热，以除少阳之邪，共为君药。大黄、枳实泻阳明热结，同为臣药。芍药缓急止痛，与大黄相配可治腹中实痛，与枳实相伍可治气血不和的腹痛烦满；半夏降逆止呕，配伍生姜重用，以治呕逆不止，俱为佐药。大枣与生姜同用，能调和营卫而调和诸药，为使药。诸药合用，共奏外解少阳、内泻热结之功。

【临床运用】本方为治少阳不解、阳明热结的要方。以往来寒热、胸胁或心下满痛、呕吐、便秘、苔黄、脉弦数为辨证要点。现代临床常用于胆系急性感染、胆石症、胆道蛔虫病、急性胰腺炎、胃及十二指肠溃疡等急腹症属少阳阳明合病者。

逍遥散

《太平惠民和剂局方》

【组成】柴胡去苗　当归去苗，微炒　白芍　白术　茯苓去皮，白者，各一两（各30g）　甘草微炙赤，五钱（15g）

【用法】上为粗末，每服二钱（6g），水一大盏，烧生姜一块切破，薄荷少许，同煎至七分，去滓热服，不拘时候（现代用法：水煎服）。

【功用】疏肝解郁，健脾养血。

【主治】肝郁血虚脾弱证。两胁作痛，头痛目眩，口燥咽干，神疲食少，寒热往来，月经不调，乳房作胀，舌淡，脉弦而虚。

【方解】七情郁结，肝失条达，肝郁则两胁作痛，头痛目眩。脾虚气弱，运化无力则神疲食少，久则血虚。肝郁血虚则月经不调、乳房胀痛。治当疏肝解郁，养血健脾。本方柴胡疏肝解郁为君。当归、白芍养血柔肝为臣；白术、茯苓健脾祛湿，使运化有权，气血生化有源，亦为臣药。炙甘草益气补中，缓肝之急；生姜烧过，温胃和中之力益专；薄荷少许，助柴胡散肝解郁，共为佐使药。本方既补肝体，又助肝用，气血兼顾，肝脾并治，为调和肝脾之名方。

【临床运用】本方为调和肝脾的常用方。以两胁作痛、神疲食少，或兼月经不调，舌淡红，脉弦而虚为辨证要点。现代临床常用于慢性肝炎、肝硬化、胃十二指肠溃疡、慢性胃炎、胃肠神经官能症、经前期紧张症、乳房小叶增生、更年期综合征，也可用于胆石症、盆腔炎、子宫肌瘤、神经分裂症、视神经萎缩、视神经炎、老年性白内障、黄褐斑等病属肝郁血虚脾弱者。

半夏泻心汤

《伤寒论》

【组成】半夏半升，洗（9g） 黄芩 干姜 人参 甘草炙，各三两（9g） 黄连一两（3g）
大枣十二枚，擘（4枚）

【用法】上七味，以水一斗，煮取六升，去滓再煮，取三升，温服一升，日三服（现代用法：水煎服）。

【功用】和胃降逆，开结除痞。

【主治】寒热互结之痞证。心下痞，但满而不痛，干呕或呕吐，肠鸣下利，舌苔薄黄而腻，脉弦数。

【方解】本方原治小柴胡汤证误用下法，损伤中阳，外邪乘虚而入，寒热互结，而成心下痞。寒热互结中焦，心下痞满不痛，升降失调，上为干呕或呕吐，下为腹痛肠鸣而下利。治当平调寒热，复其升降为法。方用半夏之辛温散结除痞，又可降逆止呕，黄连、黄芩之苦寒降泄除其热，干姜之辛热温中散寒，人参、甘草、大枣之甘温益气补中。本方寒热并用，苦降辛开，补气和中，自然邪去正复，诸症悉平。

【临床运用】本方为治寒热互结之痞证的常用方。以心下痞满、呕吐泻痢、苔腻微黄为辨证要点。现代临床常用于急慢性胃炎、胃及十二指肠溃疡、慢性肠炎、神经性呕吐、消化不良、慢性肝炎、早期肝硬化、口腔溃疡等属寒热错杂、肠胃不和者。

第三十一章　清热剂

　　凡以清热药为主组成，具有清热、泻火、凉血、解毒或滋阴透热等作用，治疗里热证的一类方剂，统称为清热剂。

　　里热证范围较广，据病位有在气分、在血分、在脏、在腑之别；据病性有实热、虚热之分；据病势有温、热、火、毒程度之异，临床证候繁多，治法用方各异。因此，清热剂相应分为清气分热、清热凉血、清热解毒、气血两清、清脏腑热和清虚热六类。

　　清热剂使用时应注意以下几方面：一是辨明热证真假。清热剂一般应在表证已解，热邪入里，热而未结的情况下使用。若真寒假热之证误用本类方剂，则会雪上加霜。二是辨清热证虚实。清热剂适用于里实热证及阴虚内热证，屡用清热泻火之剂而热仍不退者，乃阴液大伤，此时当改用甘寒滋阴壮水之法，使阴复则其热自退。三是避免寒凉败胃。清热剂每以寒凉药为主组方，寒凉苦燥之品易伤阳碍胃劫津，不宜久服，必要时可配伍醒脾和胃、护阴生津之品，以顾护脾胃。四是防止药病格拒。热邪炽盛，服凉药入口即吐者，可于寒凉方中少佐温热药，或采用凉药热服法。五是注意患者体质。素体阳虚者，清热不可太过；素体阴虚者，当清中护阴。

白虎汤

《伤寒论》

　　【组成】石膏一斤，碎（50g）　知母六两（18g）　甘草二两，炙（6g）　粳米六合（10g）

　　【用法】上四味，以水一斗，煮米熟，汤成，去滓，温服一升，日三服（现代用法：水煎服）。

　　【功用】清热生津。

　　【主治】气分热盛证。壮热面赤，汗出，烦渴引饮，脉洪大有力。

　　【方解】本方证是由伤寒化热内传阳明之经，或温病邪热传入气分所致。邪已内传，里热炽盛，故壮热面赤；里热蒸腾，迫津外泄，故汗出；热盛伤津，加之汗出耗津，故烦渴引饮；热盛于经，鼓动脉道，故脉洪大有力。气分热盛，但未致阳明腑实，故不宜攻下；热盛津伤，又不能苦寒直折。唯以清热生津法最宜。方中石膏辛甘大寒，入肺胃经，能大清阳明气分之热，且清中有透，寒而不遏，又能生津止渴，为清泄气分实热之要药，故重用为君药。知母苦寒质润，清热生津，既助石膏清肺胃之热，又滋阴润燥救已伤之阴津，为臣药。粳米、炙甘草益胃生津，并防大寒之剂损伤胃气，为佐药。炙甘草兼能调和诸药为使。四药配伍，共奏清热生津、止渴除烦之功，使热清津复，诸症自解。

【临床运用】本方原为治阳明经证的主方，后世温病学家又以此为治气分热盛证的代表方剂。以身大热、汗大出、口大渴、脉洪大为辨证要点。现代临床常用于治疗感染性疾病，如流行性感冒、大叶性肺炎、流行性乙型脑炎、流行性出血热、牙龈炎等属气分热盛者。

清营汤
《温病条辨》

【组成】水牛角（原方为犀角三钱）（30g） 生地黄五钱（15g） 元参三钱（9g） 竹叶心一钱（3g） 麦冬三钱（9g） 丹参二钱（6g） 黄连一钱五分（5g） 银花三钱（9g） 连翘二钱，连心用（6g）

【用法】上药，水八杯，煮取三杯，日三服（现代用法：作汤剂，水牛角镑片先煎，后下余药）。

【功用】清营解毒，透热养阴。

【主治】热入营分证。身热夜甚，心烦少寐，时有谵语，口渴或不渴，斑疹隐隐，舌绛而干，脉细数。

【方解】本方证乃邪热内传营分，耗伤营阴所致。邪热传营，伏于阴分，入夜阳气内归营阴，与热相合，则身热夜甚；热扰心神，则心烦少寐、时有谵语；热邪初入营分，气分热邪未尽，灼伤肺胃阴津，则见身热口渴；若气分热势已微，热邪深入营分，蒸腾营阴上潮于口，则反不渴；营分热邪窜及血络，则斑疹隐隐；舌绛而干、脉细数为热伤营阴之象。治宜清营解毒为主，辅以透热养阴。方中重用苦咸寒之水牛角清解营分之热毒，为君药。生地黄、玄参、麦冬既助君药清营凉血之力，又养阴生津兼顾营阴之耗损，共为臣药。银花、连翘、竹叶配于本方，寓意有三：一是清热解毒，协君、臣药以消除致病之因；二是气分之热未罢，借此清解气分之热；三是如果纯属营分热盛，借其辛凉透散之势，引导营热从外而解，体现"透热转气"之法。黄连清心解毒；丹参清热凉血，并能活血散瘀，可防热与血结。上述五味均为佐药。诸药配伍，可使营热得清，营阴得充，共奏清营解毒、透热养阴之功。

【临床运用】本方为治疗热邪初入营分证的代表方。临床以身热夜甚、心烦少寐、斑疹隐隐、舌绛而干、脉细数为辨证要点。现代临床用于治疗流行性乙型脑炎、流行性脑脊髓膜炎、败血症、肠伤寒或其他热性病证属热入营分者。

龙胆泻肝汤
《医方集解》引《局方》

【组成】龙胆草酒炒（6g） 黄芩炒（9g） 栀子酒炒（9g） 泽泻（6g） 木通（6g） 当归酒炒（6g） 生地黄酒炒（9g） 柴胡（6g） 生甘草（6g） 车前子（9g）（原书无用量）

【用法】水煎服（现代用法：蜜丸，1次6～9g；水丸，1次3～6g，1日2次。或作汤剂，水煎服）。

【功用】清泻肝胆实火，清利下焦湿热。

【主治】

1.肝胆实火上炎证。头痛目赤，胁痛，口苦，耳聋，耳肿，舌红苔黄，脉弦数有力。

2.肝胆湿热下注证。阴肿，阴痒，阴汗，小便淋浊，或妇女带下黄臭，舌红苔黄腻，脉弦数有力。

【方解】本方证是由肝胆实火上炎，或肝胆湿热循经下注所致。肝胆之火循经上炎则头痛目赤、口苦、耳聋、耳肿；旁及两胁，肝气郁滞则胁痛；足厥阴肝经络于阴器，湿热循经下注则为阴痒、阴肿、阴汗、带下黄臭；舌红苔黄腻、脉弦数有力皆为肝胆实火或湿热之象。治宜清泻肝胆实火，清利肝经湿热。方中龙胆草大苦大寒，既能泻肝胆实火，又能利肝胆湿热，两擅其功，故为君药。黄芩、栀子性皆苦寒，泻火解毒，清热燥湿，助君药清热除湿，为臣药。泽泻、木通、车前子清利湿热，配合龙胆草导湿热从下焦水道而去；当归、生地黄滋阴养血，使利湿而不伤阴，共为佐药。柴胡疏畅肝胆之气，并能引诸药入肝胆之经；甘草调和诸药，护胃安中，共为佐使药。诸药合用，泻中有补，利中有滋，降中寓升，使火降热清湿去，循经所发诸症皆可相应而愈。

【临床运用】本方是治疗肝胆实火上炎、湿热下注的常用方。临床以胁痛、头痛目赤、口苦尿黄、舌红苔黄或苔黄腻、脉弦数有力为辨证要点。现代临床常用于治疗顽固性偏头痛、高血压、急性结膜炎、虹膜睫状体炎、外耳道疖肿、鼻炎、急性黄疸型肝炎、急性胆囊炎、急性肾盂肾炎、急性膀胱炎、尿道炎、外阴炎、睾丸炎、腹股沟淋巴腺炎、急性盆腔炎、带状疱疹等属肝经实火或肝经湿热者。

黄连解毒汤

《外台秘要》

【组成】黄连三两（9g）　黄芩　黄柏各二两（各6g）　栀子十四枚，擘（6g）

【用法】上四味切，以水六升，煮取二升，分二服（现代用法：水煎服）。

【功用】泻火解毒。

【主治】三焦火毒证。大热烦躁，错语不眠，口燥咽干；或热病吐血、衄血、发斑；或下利，或湿热黄疸；或外科疮痈疔疖，小便黄赤，舌红苔黄，脉数有力。

【方解】本方证乃实热火毒壅盛充斥三焦所致。火毒炽盛，热灼津伤，则大热、口燥咽干、小便黄赤；火毒上扰神明，故烦躁、错语不眠；热邪迫血妄行，则见吐血、衄血、发斑；热毒下迫大肠，则为下利；热毒壅聚肌肉，气血凝滞，则为疮痈疔疖。本方主治病证虽多，究其病因，总属实热火毒，治当泻火解毒，清泻三焦。方中黄连苦寒之性，清泻心火，兼泻中焦之火，为君药。黄芩清上焦之火；黄柏泻下焦之火，共为臣药。栀子清泻三焦之火，并利小便以引邪热下行，为佐药。四药合用，苦寒直折，三焦之火邪去而热毒解，诸症可愈。

【临床运用】本方为治三焦实热火毒证的基础方。临床以大热烦躁、口燥咽干、舌红苔黄、脉数有力为辨证要点。现代临床用于治疗败血症、脓毒血症、细菌性痢疾、急性肠炎、急性黄疸型肝炎、急性泌尿系感染、流行性脑脊髓膜炎、流行性乙型脑炎等感染性炎症属实热火毒者。

白头翁汤

《伤寒论》

【组成】白头翁二两（15g）　黄柏三两（12g）　黄连三两（6g）　秦皮三两（12g）

【用法】上药四味，以水七升，煮取二升，去滓，温服一升，不愈再服一升（现代用法：水煎服）。

【功用】清热解毒，凉血止痢。

【主治】热毒痢疾。腹痛，里急后重，肛门灼热，下痢脓血，赤多白少，渴欲饮水，舌红苔黄，脉弦数。

【方解】本方证是因疫毒邪热，下迫大肠，深陷血分所致。热毒熏灼肠腑，血败肉腐，化为脓血，而见下痢脓血、赤多白少；热毒蕴结肠道，气机阻滞则腹痛、里急后重；肛门灼热、渴欲饮水、舌红苔黄、脉弦数皆为热毒内盛之象。治宜清热解毒，凉血止痢。方中白头翁苦寒，主入大肠经，清热解毒，凉血止痢，故为君药。黄连泻火解毒，燥湿厚肠，为治泻痢要药；黄柏清热燥湿，二药共助君药清解肠腑之热毒，共为臣药。秦皮性苦寒而收涩，清热解毒而兼以收涩止痢，为佐药。四药合用，则热清毒解，痢止而后重自除。

【临床运用】本方为治疗热毒血痢之常用方。临床以下痢赤多白少、腹痛、里急后重、舌红苔黄、脉弦数为辨证要点。现代临床用于治疗细菌性痢疾、阿米巴痢疾、溃疡性结肠炎等热毒蕴肠者。

左金丸

《丹溪心法》

【组成】黄连六两，姜汁炒（180g）　吴茱萸一两，盐水泡（30g）

【用法】上药为末，水丸或蒸饼为丸，白汤下五十丸（6g）（现代用法：水丸，1次3～6g；胶囊剂，每粒装0.35g，1次2～4粒，1日2次，饭后服用；或作汤剂，水煎服）。

【功用】清泻肝火，降逆止呕。

【主治】肝火犯胃证。胁肋胀痛，嘈杂吞酸，呕吐口苦，舌红苔黄，脉弦数。

【方解】本方证是由肝郁化火，横逆犯胃，肝胃不和所致。肝经火郁，气机不畅则胁肋胀痛；肝火犯胃，胃失和降则嘈杂吞酸、呕吐口苦；舌红苔黄、脉弦数是肝火犯胃之象。治宜清泻肝火为主，兼以和胃降逆。方中黄连既泻肝火，又清胃热，一药而两清肝胃，标本兼顾，故重用为君药。吴茱萸辛热，配入方中，寓意有四：一者疏肝解郁，以使肝气条达；二者反佐以制黄连之寒，使泻火不伐胃；三者和胃降逆，合黄连则标本兼顾；四者引黄连入肝经，以加强其清泻肝火之功，为佐使药。二药相伍，使肝火得清，胃气得降，则胁肋胀痛、嘈杂吞酸、呕吐口苦等可愈。

【临床运用】本方是治疗肝火犯胃，肝胃不和证的基础方。临床以呕吐吞酸、胁痛口苦、舌红苔黄、脉弦数为辨证要点。现代临床用于治疗急性及慢性胃炎、食道炎、胃溃疡等属肝火犯胃者。

普济消毒饮
《东垣试效方》

【组成】黄芩　黄连酒炒, 各半两 (各15g)　人参三钱　橘红去白　玄参　生甘草各二钱 (各6g)　连翘　牛蒡子　板蓝根　马勃各一钱 (各3g)　白僵蚕　升麻各七分 (各2g)　柴胡　桔梗各二钱 (各6g)

【用法】上为细末，汤调，时时服之；或蜜拌为丸，噙化（现代用法：蜜丸，含化。或作汤剂，水煎服）。

【功用】清热解毒，疏风散邪。

【主治】大头瘟。恶寒发热，头面红肿焮痛，目不能开，咽喉不利，舌燥口渴，舌红苔黄，脉数有力。

【方解】本方主治大头瘟（原书称大头天行），乃感受风热疫毒之邪，壅于上焦，发于头面所致。风热疫毒郁于肌表，故恶寒发热；疫毒蕴结于上，气血壅滞，则头面红肿热痛，甚则目不能开，咽喉红肿而痛；热邪伤津，则舌燥口渴。舌红苔黄、脉数有力为热毒壅盛之象。治当清热解毒，疏风散邪。方中酒炒黄连、黄芩既清热泻火，又清解上焦热毒，共为君药。牛蒡子、连翘、薄荷、僵蚕轻清宣透，疏散上焦风热，共为臣药。玄参、马勃、板蓝根清热解毒；配甘草、桔梗清利咽喉；人参益气扶正以祛邪；橘红理气疏壅，以利散邪消肿，共为佐药。升麻、柴胡疏散风热，并引诸药上达头面，且寓"火郁发之"之意；甘草兼调药性，俱为佐使药。诸药配伍，共收清热解毒、疏风散邪之功。

【临床运用】本方为治疗大头瘟的常用方剂。临床以头面红肿焮痛、恶寒发热、咽喉不利、舌红苔黄、脉数为辨证要点。现代临床用于治疗颜面丹毒、流行性腮腺炎、流行性出血热、急性扁桃体炎、急性淋巴结炎、急性化脓性中耳炎等属风热疫毒者。

仙方活命饮
《校注妇人良方》

【组成】白芷　贝母　防风　赤芍药　当归尾　甘草节　皂角刺　炒穿山甲　炙天花粉　乳香　没药各一钱 (各3g)　金银花　陈皮各三钱 (各9g)

【用法】用酒一大碗，煎五七沸服（现代用法：水煎服，或水酒各半煎服）。

【功用】清热解毒，消肿溃坚，活血止痛。

【主治】阳证痈疡肿毒初起。局部红肿焮痛，或身热凛寒，苔薄白或黄，脉数有力。

【方解】本方证为疮疡肿毒阳证初起所致。阳证疮疡多由热毒壅聚，气滞血瘀痰结而成。热毒壅聚，营气郁滞，气滞血瘀，故见局部红肿焮痛；热毒壅郁肌腠，邪正相争，故见发热凛寒；舌苔薄黄、脉数有力亦为正盛邪实，热毒壅滞之象。证属阳证热毒痈疮，治法当以清热解毒为主，但气血凝滞，营卫不和，经络阻塞，若纯用清热解毒之品，则肿毒难消难散，故辅以理气活血、消肿散结之法，以求达到消散疮疡的目的。方中重用金银花，甘寒轻清，功善清热解毒，既能泄热清气，又能清解血毒，且具芳香透散之性而助消痈散结，为治一切阳证痈疮肿毒之要药，故为君药。当归尾、赤芍活血通滞和营；乳香、没药散瘀消肿止痛；陈皮理气行滞，有利于消肿止痛。五药合用，使经络气血通畅，邪气无滞留之所，共为臣药。白芷、防风相配，辛温发散，疏散外邪；贝母、天花粉清热化痰散结；穿山甲、皂角刺走窜行散，透脓溃坚，解毒消肿，均为佐药。甘草清热解毒，并调和诸药，煎药加酒者，借其通瘀而行周身，助药力直达病所，共为使药。诸药合用，共奏清热解毒、消肿溃坚、活血止痛之功。

【临床运用】本方为治阳证痈疡肿毒初起的代表方。临床以患处红、肿、热、痛俱备，脉数有力为辨证要点。现代临床用于治疗痈、疮、疖肿或蜂窝组织炎、扁桃体炎等属毒聚热盛初起而脓未成者。

青蒿鳖甲汤
《温病条辨》

【组成】青蒿二钱（6g）　鳖甲五钱（15g）　细生地四钱（12g）　知母二钱（6g）　牡丹皮三钱（9g）

【用法】上药以水五杯，煮取二杯，日再服（现代用法：水煎服）。

【功用】养阴透热。

【主治】温病后期，邪伏阴分证。夜热早凉，热退无汗，舌红苔少，脉细数。

【方解】本方证为温病后期，阴液已伤，余热未尽，深伏阴分。至夜卫阳入里，与伏于阴分的邪热相争，故入夜身热；早晨卫阳行于表，阳出于阴，未与邪热相争，则热退身凉；温病后期，阴液已伤，加之邪热深伏阴分，故见热退无汗；舌红少苔、脉象细数为阴虚有热之象。治当养阴与透邪并举。方中青蒿苦辛而寒，其气芳香，清热透邪，引热外出；鳖甲咸寒，直入阴分，滋阴以退热，能入络搜邪，两药相配，清热滋阴，内清外透，相得益彰，共为君药。生地黄、知母既助青蒿以清热，又协鳖甲以养阴，为臣药。牡丹皮味苦辛而性微寒，入血分而善于清透阴分伏热，合青蒿则透解伏热之功加强，为佐药。诸药合用，清滋兼备，标本兼顾，清中有透，养阴而不恋邪，祛邪而不伤正，共奏养阴透热之效。

【临床运用】本方为治温病后期，邪伏阴分证的常用方。临床以夜热早凉、热退无汗、舌红少苔、脉细数为辨证要点。现代临床用于治疗原因不明的发热、各种传染病恢复期低热、小儿夏季热、慢性肾盂肾炎、肾结核、各种癌性发热等属阴虚发热者。

第三十二章　温里剂

凡以温热药为主组成，具有温里助阳、散寒通脉等作用，用于治疗里寒证的方剂，统称为温里剂。

根据适应证不同，温里剂分为温中祛寒、回阳救逆、温经散寒三类，用于治疗中焦虚寒、亡阳欲脱、寒凝经脉等里寒证。

温里剂多由辛温燥烈之品组成，临床使用时必须辨别寒热之真假，真热假寒证禁用。素体阴虚或失血之人应慎用，以免重伤阴血。此外，使用温里剂尚需注意药物用量，当因人、因时、因地，随症变通。

理中丸
《伤寒论》

【组成】人参　干姜　甘草炙　白术各三两（各9g）

【用法】上为末，炼蜜为丸，如鸡子黄许大，以沸汤数合，和一丸，研碎，温服之；日三四服，夜二服；腹中微热，益至三四丸。汤法：以四物依两数切，用水八升，煮取三升，去滓，温服一升，日三服（现代用法：蜜丸，1次9g，1日2次，小儿酌减；浓缩丸，1次8丸，1日3次；或作汤剂，水煎服）。

【功用】温中祛寒，补气健脾。

【主治】

1.脾胃虚寒证。脘腹绵绵作痛，喜温喜按，呕吐，大便稀溏，脘痞食少，畏寒肢冷，口不渴，舌淡苔白润，脉沉细或沉迟无力。

2.阳虚失血证。便血、吐血、衄血或崩漏等，血色暗淡，质清稀。

3.脾胃虚寒所致的胸痹，或病后多涎唾，或小儿慢惊。

【方解】本方所治诸症皆由脾胃虚寒所致。中阳不足，寒从中生，阳虚失温，寒性凝滞，故畏寒肢冷、脘腹绵绵作痛、喜温喜按；脾主运化而升清，胃主受纳而降浊，今脾胃虚寒，纳运升降失常，故脘痞食少、呕吐、便溏；舌淡苔白润、口不渴、脉沉细或沉迟无力皆为虚寒之象。阳虚不能摄血则便血、吐衄，或妇人崩漏；肝木侮脾则为慢惊风；病后脾虚，不能摄津则喜唾涎沫；中阳不运，阴寒阻滞，胸中之气痹阻则为胸痹。上述诸症，皆由中焦虚寒所致，治宜温中祛寒，补气健脾为法。方中以干姜为君，大辛大热，温脾阳，祛寒邪，扶阳抑阴。人参为臣，性味甘温，补气健脾。君臣相配，温中健脾。脾为湿土，虚则易生湿浊，故用甘温苦燥之白术为佐，健脾燥湿。甘草与诸药等量，寓意有三：一为合参、术以助益气健脾；二为缓急止痛；三为调和药性，是佐药而兼使药之用。

【临床运用】本方为治脾胃虚寒证的代表方。临床应用以呕吐下利、脘腹冷痛、畏寒肢冷、舌淡苔白、脉沉细为辨证要点。现代临床常用于治疗胃及十二指肠溃疡、慢性胃炎、胃窦炎、慢性结肠炎、慢性肠炎、过敏性紫癜、小儿慢性泄泻、小儿肠痉挛等属于中焦虚寒者。

四逆汤
《伤寒论》

【组成】甘草炙二两（6g） 干姜一两半（6g） 附子一枚（15g），生用，去皮，破八片

【用法】上三味，以水三升，煮取一升二合，去滓，分温再服。强人可大附子一枚（20g），干姜三两（12g）（现代用法：口服液，1次10～20mL，1日3次；或作汤剂，水煎服）。

【功用】回阳救逆。

【主治】心肾阳衰之寒厥证。四肢厥逆，神衰欲寐，面色苍白，恶寒蜷卧，腹痛下利，呕吐不渴，甚或冷汗淋漓，舌淡，苔白滑，脉微欲绝，以及误汗亡阳者。

【方解】本方证乃因心肾阳衰，阴寒内盛所致。寒邪深入少阴，心肾阳气虚衰，阴寒内盛，无以温煦，故四肢厥冷、恶寒蜷卧；阳气衰竭，无力鼓动血脉运行，故脉微欲绝；不能温养精神，故神衰欲寐；肾阳衰微，火不暖土，故腹痛吐利。此证阳衰阴盛，病势凶险，治疗急宜大辛大热药物以速回阳气，破散阴寒，挽救垂危。故方中以大辛大热之生附子为君，入心、脾、肾经，温壮元阳，破散阴寒，回阳救逆。生用则能迅达内外以温阳逐寒。臣以辛热之干姜，入心、脾、肺经，温中散寒，助阳通脉。附子与干姜同用，一温先天以生后天，一温后天以养先天，相须为用，相得益彰，温里回阳之力大增。炙甘草之用有三：一则益气补中，使全方温补结合，以治虚寒之本；二则甘缓姜、附峻烈之性，使其破阴回阳而无暴散之虞；三则调和药性，并使药力作用持久，为佐药而兼使药之用。

【临床运用】本方为治疗心肾阳衰寒厥证的代表方剂。以四肢厥冷、神衰欲寐、面色苍白、脉微欲绝为辨证要点。现代临床常用于心肌梗死、心力衰竭、急性胃肠炎吐泻过多或某些急证大汗而见休克属阳衰阴盛者。

当归四逆汤
《伤寒论》

【组成】当归三两（9g） 桂枝去皮，三两（9g） 白芍三两（9g） 细辛三两（3g） 甘草炙，二两（6g） 通草二两（5g） 大枣擘，二十五枚（8枚）

【用法】上七味，以水八升，煮取三升，去滓。温服一升，日三服（现代用法：水煎服）。

【功用】温经散寒，养血通脉。

【主治】血虚寒厥证。手足厥寒，口不渴，舌淡苔白，脉沉细或细而欲绝；或腰、

股、腿、足、肩臂疼痛，兼见畏寒肢冷者。

【方解】本方证由营血虚弱，寒凝经脉，血行不利所致。素体营血虚弱，阳气不足，四末失于温养，故手足厥寒；寒凝经脉，血行不畅，故腰、腿、股、足、肩臂疼痛；阳虚血弱，故舌淡苔白、脉沉细。治宜温经脉，补营血，散寒邪，通血脉。本方以桂枝汤去生姜，倍大枣，加当归、通草、细辛组成。方中桂枝辛温，温经散寒，温通血脉；细辛辛温走窜，通达表里，温散寒凝，二药并用，温阳散寒，通行血脉，共为君药。当归甘温，养血和血；白芍酸甘，滋养阴血，二药并用，补养营血，调畅血行，共为臣药。佐以通草，通行经脉。佐使大枣、炙甘草，补中健脾而益气血，并防桂枝、细辛燥烈太过而伤及阴血。

【临床运用】本方为治疗血虚寒厥证的代表方剂。以手足厥寒、舌淡苔白、脉细欲绝为辨证要点。现代临床常用于血栓闭塞性脉管炎、无脉症、雷诺病、小儿麻痹、冻疮、妇女痛经、肩周炎、风湿性关节炎等属血虚寒凝者。

吴茱萸汤

《伤寒论》

【组成】吴茱萸洗，一升（4.5g）　人参三两（6g）　生姜切，六两（9g）　大枣擘，十二枚（4枚）

【用法】上四味，以水七升，煮取二升，去滓，温服七合，日三服（现代用法：水煎服）。

【功用】温中补虚，降逆止呕。

【主治】肝胃虚寒，浊阴上逆证。食后欲呕，或呕吐酸水，或吐清涎冷沫，或颠顶头痛，烦躁不宁，胸满脘痛，畏寒肢凉，大便泄泻，甚则手足逆冷，舌淡苔白滑，脉沉弦或迟。

【方解】本方证乃肝胃虚寒，浊阴上逆所致。肝胃虚寒，失于和降，故食后欲吐，或呕吐酸水，或吐清涎冷沫；肝胃虚寒，浊阴循经上扰，故颠顶头痛；阴寒内盛，阳气不能达于四末，则手足逆冷；舌淡、苔白滑、脉沉弦而迟等均为虚寒之象。治宜温中焦，散寒邪，降浊阴，止呕逆。方中吴茱萸味辛苦而性热，归肝、脾、胃、肾经，既能温胃暖肝以祛寒，又善和胃降逆以止呕，一药而两擅其功，为君药。重用生姜温胃散寒，降逆止呕，为臣药。吴茱萸与生姜相配，温降之力甚强。人参甘温，益气健脾，为佐药。大枣甘平，合人参以益脾气，合生姜以调脾胃，并能调和诸药，为佐使之药。

【临床运用】本方是治疗肝胃虚寒，浊阴上逆的常用方。以食后欲吐，或颠顶头痛，干呕吐涎沫，畏寒肢凉，舌淡苔白滑，脉弦细而迟为辨证要点。现代临床常用于慢性胃炎、妊娠呕吐、神经性呕吐、神经性头痛、耳源性眩晕等属肝胃虚寒者。

第三十三章 补虚剂

凡以补益药为主组成，具有补虚扶正之作用，用以治疗各种虚证的方剂，统称为补益剂。

人体虚证主要表现为气虚、血虚、阴虚、阳虚，但气血阴阳之间生理上相互为用，病理上相互影响，因而气血两虚与阴阳两虚亦为常见，故补益剂分为补气、补血、气血双补、补阴、补阳、阴阳并补六类。

应用补益剂应注意：一是辨清邪之有无，如邪未尽，不宜早用，以免闭门留寇；二是辨清虚证的真假，切不可误投于大实之羸状，免犯"虚虚实实"之戒；三是注意脾胃功能，对脾胃运化欠佳者，适当配伍理气开胃之品，以防虚不受补或壅中滞气；四是使用得当，不可滥用；五是补益方药宜文火久煎，以空腹服药为佳，如属调补，宜定时服药。

四君子汤
《太平惠民和剂局方》

【组成】人参去芦　白术　茯苓去皮　甘草炙，各等分（各9g）

【用法】上为末。每服二钱（15g），水一盏，煎至七分，通口服，不拘时；入盐少许，白汤点亦得（现代用法：水丸，1次3～6g，1日3次，温开水送服；或作汤剂，水煎服）。

【功用】益气健脾。

【主治】脾胃气虚证。面色萎白，语声低微，气短乏力，食少便溏，舌淡苔白，脉虚无力。

【方解】本证乃因脾胃气虚，运化乏力所致。脾胃气虚，水谷精微化生输布不足，故面色萎白、便溏乏力；脾胃气虚每多影响宗气的生成，故气短而语声低微；气虚胃不受纳，故食少。治宜益气健脾补中。方中人参性味甘温，大补元气，健脾养胃为君药。白术味甘苦温，健脾燥湿为臣药，以助人参补气益脾之功。茯苓健脾祛湿，防脾虚运化失调、水湿内停，为佐药。炙甘草调和药性，且助补中，为使药。四药配伍，补气为主，辅以祛湿，以合脾主运化水湿、喜燥恶湿之特点，共奏益气健脾之功。

【临床运用】本方为治脾胃气虚证的代表方。临床应用以面白乏力、食少便溏、舌淡苔白、脉虚无力为辨证要点。现代临床常用于慢性胃炎、胃及十二指肠溃疡属脾胃气虚者。

四物汤

《仙授理伤续断秘方》

【组成】当归去芦, 酒浸, 炒 川芎 白芍 熟地黄酒蒸, 各等分（各10g）

【用法】上为粗末。每服三钱（15g），水一盏半，煎至八分，去渣，空心食前热服（现代用法：口服液，1 次 10 ～ 15mL，1 日 3 次；或作汤剂，水煎服）。

【功用】补血和血。

【主治】营血虚滞证。心悸失眠，头晕目眩，面色无华，妇人月经不调，量少或经闭不行，脐腹作痛，舌淡，脉细弦或细涩。

【方解】本证乃因营血亏虚，血行不畅，冲任虚损所致。肝主藏血，开窍于目，营血亏虚，故头晕目眩；肝血不足，则心血充养受损，血不养心，则心悸失眠、面色无华；营血虚滞，则血海空虚，脉道不畅，冲任失调，故妇人月经不调，量少甚或经闭不行，或脐腹作痛。治当补血和血，调理冲任。方中熟地黄性味甘寒，补血滋阴，故以为君药。当归甘温质润，养血补肝，和血调经，为臣药。白芍酸寒入肝，养血敛阴，缓急止痛；川芎辛温通散，行气活血，上行头目，下达血海，共为佐药。四药配伍，共奏补血行血之效。

【临床运用】本方为治营血虚滞证的代表方。临床应用以心悸头晕、面色无华、舌淡、脉弦细为辨证要点。现代临床常用于妇女月经不调、胎产疾病、荨麻疹等慢性皮肤病、骨伤科疾病等属营血虚滞者。

六味地黄丸

《小儿药证直诀》

【组成】熟地黄八钱（24g） 山萸肉四钱（12g） 干山药四钱（12g） 泽泻三钱（9g） 牡丹皮三钱（9g） 茯苓去皮, 三钱（9g）

【用法】上为末，炼蜜为丸，如梧桐子大。空心温水化下三丸（现代用法：蜜丸，1 次 9g，1 日 2 次；颗粒剂，1 次 5g，1 日 2 次；亦可作汤剂，水煎服）。

【功用】滋补肝肾。

【主治】肝肾阴虚证。腰膝酸软，头晕目眩，耳鸣耳聋，盗汗，遗精，消渴，骨蒸潮热，手足心热，舌燥咽痛，牙齿动摇，足跟作痛，小便淋沥，以及小儿囟门不合，舌红少苔，脉沉细数。

【方解】本证乃因肝肾阴虚所致。肾主骨生髓，肾阴不足，不能生髓充脑，肝阴血虚，不能上荣头目，故腰膝酸软、齿松摇动、头晕目眩；肾虚精不上承，故耳鸣耳聋；阴虚易生内热，虚火内扰，故骨蒸潮热、手足心热、舌燥咽痛；虚热迫津外泄，故盗汗；火扰精室，精关不固，故遗精；肾阴不足以濡润筋骨，故足跟疼痛；先天禀赋不足，肾虚生骨迟缓，故小儿囟门不合。治当滋补肝肾为宜。

方中重用熟地黄滋阴补肾，填精补髓，为君药。山茱萸补肝肾而收涩固精；山药健脾补虚，且可固肾，同为臣药。三药相伍，"肾、肝、脾三阴并补"，君臣相配，重在补肾阴为主。泽泻利湿泄浊，并防熟地黄滋腻；牡丹皮清虚热，泻相火，并制山茱萸之温；茯苓利水渗湿，又助山药补脾，均为佐药，合称"三泻"。

【临床运用】本方为治肝肾阴虚证的代表方。临床应用以腰膝酸软、头晕目眩、口燥咽干、舌红少苔、脉沉细数为辨证要点。现代临床常用于慢性肾炎、高血压病、糖尿病、甲状腺功能亢进、中心性视网膜炎、更年期综合征等属肾阴虚弱者。

肾气丸
《金匮要略》

【组成】熟地黄八两（24g）　山药四两（12g）　山茱萸四两（12g）　泽泻三两（9g）　茯苓三两（9g）　牡丹皮三两（9g）　桂枝　附子炮，各一两（各5g）

【用法】上为细末，炼蜜和丸，如梧桐子大，酒下十五丸（6g），日再服（现代用法：蜜丸，1次9g，1日2次，温开水送服；或作汤剂，水煎服）。

【功用】补肾助阳。

【主治】肾阳不足证。腰痛脚软，身半以下常有冷感，少腹拘急，小便不利，或小便反多，入夜尤甚，阳痿早泄，舌淡而胖，脉虚弱，尺部沉细，以及痰饮、水肿、消渴、脚气、转胞等。

【方解】本证乃因肾阳不足所致。腰为肾之府，肾阳不足，故腰痛脚软、身半以下常有冷感；气化失司，水停于内，故小便不利，甚或水肿，或成转胞；水停内聚，则发为痰饮；膀胱失约，故小便反多，入夜尤甚；津不上承，则消渴；痰饮、水肿、脚气诸症，皆水液代谢失常所致；阳痿早泄、舌淡而胖、脉虚弱、尺部沉细皆肾阳虚衰之变。故治当补肾助阳以消阴翳。方中重用熟地黄滋阴补肾，填精益髓，为君药。山茱萸、山药补肝脾而涩精气；用少量辛温的附子、桂枝以温阳化气，使其微微生火，少火以生肾气，共为臣药。茯苓、泽泻利水渗湿；牡丹皮清泻肝火，三药寓泻于补，防补阴药腻滞碍邪之虞，同为佐药。

【临床运用】本方为治肾阳不足证的代表方。临床应用以腰痛脚软、小便不利或反多、舌淡而胖、脉虚弱而尺部沉细为辨证要点。现代临床常用于慢性肾炎、糖尿病、醛固酮增多症、甲状腺功能低下、性神经衰弱、肾上腺皮质功能减退等属肾阳不足者。

生脉散
《医学启源》

【组成】人参五分（9g）　麦门冬五分（9g）　五味子七粒（6g）

【用法】长流水煎，不拘时服（现代用法：口服液，人参改成红参，1次10mL，1日3次；或作汤剂，水煎服）。

【功用】益气生津，敛阴止汗。

【主治】气阴亏虚证。温热或暑热耗气伤阴，汗多神疲，体倦乏力，气短懒言，咽干口渴，舌干红少苔，脉虚数；或久咳肺虚，干咳少痰，短气自汗，口干舌燥，脉虚细。

【方解】本证乃因气阴亏虚所致。肺主气，肺气亏虚，故气短体倦、神疲自汗；肺气失敛，故干咳无痰；肺阴不足，失却濡养，故咽干口渴、舌干红少苔；肺朝百脉，气阴两虚，故脉虚数。治当益气养阴，敛肺止汗止咳。方中人参补气生津为君。麦冬养阴润肺为臣。五味子敛肺止汗止咳，且辅佐君臣益气生津，为佐使。三药配伍，重在补气，兼以养阴，佐以敛肺，使元气复，脉充盈，故名"生脉散"。

【临床运用】本方为治气阴亏虚证的常用方。临床应用以体倦气短、自汗神疲、咽干、舌红脉虚为辨证要点。现代临床常用于肺结核、慢性支气管炎、神经衰弱之咳嗽和心烦失眠，以及心脏病心律不齐属气阴亏虚者。

参苓白术散
《太平惠民和剂局方》

【组成】莲子肉去皮，一斤（10g）　薏苡仁一斤（10g）　砂仁一斤（6g）　桔梗炒令深黄色，一斤（10g）　白扁豆姜汁浸，去皮，微炒，一斤半（12g）　茯苓二斤（15g）　人参去芦，二斤（6g）　甘草炒，二斤（6g）　白术二斤（15g）　山药二斤（10g）

【用法】上为细末，每服二钱（6g），枣汤调下，小儿量岁数加减服之（现代用法：散剂，口服，1次6～9g，1日2～3次；或作汤剂，水煎服）。

【功用】益气健脾，渗湿止泻。

【主治】脾胃气虚夹湿证。四肢乏力，面色萎黄，形体消瘦，食少便溏，或胸脘痞闷，肠鸣泄泻，舌淡苔白腻，脉虚缓。

【方解】本证乃因脾虚湿盛所致。脾胃气虚，纳运失司，清阳不升，故食少便溏；气血不足，失于濡养，故面色萎黄、形体消瘦；湿阻气机，故胸脘痞闷；湿渗肠道，传导失职，故肠鸣泄泻；舌淡苔白腻、脉虚缓为脾虚有湿之象。治宜益气健脾，渗湿止泻。方中人参、白术、茯苓三药合用，益气健脾止泻，共为君药。山药、莲子肉健脾补虚，且长于止泻；白扁豆健脾化湿，薏苡仁健脾渗湿，上药助白术、茯苓补脾除湿，均为臣药。砂仁醒脾和胃，化湿行气；桔梗宣肺利气，宽胸除痞，且通调水道，为佐药。大枣、甘草健脾和中，调和诸药为佐使。

【临床运用】本方为治脾胃气虚夹湿证的代表方。临床应用以泄泻、乏力、食少、舌淡苔白腻、脉虚缓为辨证要点。现代临床用于治疗慢性胃肠炎、贫血、慢性支气管炎、妇女带下色白清稀量多属脾虚有湿者。

补中益气汤
《内外伤辨惑论》

【组成】黄芪病甚劳役热甚者一钱（18g）　甘草炙，五分（9g）　白术三分（9g）　人参去芦，三分（6g）　当归酒焙干或晒干，二分（3g）　升麻　柴胡　橘皮不去白，二分或三分（6g）

【用法】上㕮咀，都作一服，水二盏，煎至一盏，去滓，食远，稍热服（现代用法：蜜丸，1次9g，水丸，1次6g，1日2～3次；或作汤剂，水煎服）。

【功用】补中益气，升阳举陷。

【主治】

1. 脾胃气虚证。少气懒言，语声低微，面白体倦，食少便溏，脉大虚软。

2. 气虚下陷证。脱肛，子宫脱垂，久泻，久痢，崩漏等，气短乏力，舌淡，脉虚。

3. 气虚发热证。身热，自汗，渴喜热饮，气短乏力，舌淡，脉虚大无力。

【方解】本证乃因脾胃气虚，中气下陷所致。脾胃气虚，纳运乏力，故面白体倦、食少便溏、乏力脉虚；脾虚以致宗气不足，故少气懒言、语声低微；升举无权乃致中气下陷，故脱肛、子宫脱垂、久泻、久痢、崩漏；清阳陷于下，郁遏失却输布，故发热，并伴气短乏力。治当补中益气，升阳举陷。方中重用黄芪，性味甘温，一补益中气，二升阳举陷，三实卫固表，为君药。人参、白术补气健脾为臣，黄芪配人参，补力甚强。当归养血调血；陈皮理气和中，使补而勿滞，共为佐药。升麻、柴胡助黄芪升举下陷之中气，且引清阳上升，为佐使。炙甘草调和药性，为使药。

【临床运用】本方为治脾虚下陷证的代表方。临床应用以体倦乏力、少气懒言、面色白、脉虚软无力为辨证要点。现代临床常用于内脏下垂、重症肌无力、子宫脱垂等属中气下陷者。

归脾汤

《正体类要》

【组成】白术　当归　白茯苓　黄芪炒　远志　龙眼肉　酸枣仁炒，各一钱（各3g）　人参一钱（6g）　木香五分（1.5g）　甘草炙，三分（1g）

【用法】上咬咀，每服四钱（12g），水一盏半，加生姜五片，枣子一枚，煎至七分，去滓温服，不拘时候（现代用法：作汤剂，加生姜、大枣，水煎服；或蜜丸，1次9g，1日3次）。

【功用】益气补血，健脾养心。

【主治】

1. 心脾气血两虚证。心悸怔忡，健忘失眠，盗汗虚热，体倦食少，面色萎黄，舌淡，苔薄白，脉细弱。

2. 脾不统血证。便血，皮下紫斑，妇女崩漏，月经超前，量多色淡，或淋漓不止，舌淡，脉细。

【方解】本证乃因思虑过度，劳伤心脾，气血亏虚所致。心血不足，血不养心，则心不藏神，故心悸怔忡、健忘失眠、面色萎黄；脾气亏虚，运化失司，故体倦食少；脾虚失统，血不循经，故便血、紫斑、妇女崩漏、月经超前、量多色淡或淋漓不止。治当益气健脾而统血，养血补心而安神。方中人参益气生血补心脾；龙眼肉养血安神补心，二药心脾气血两补，为君药。黄芪、白术助人参补气；当归助龙眼肉补血，共为臣药。茯苓、远志、酸枣仁安心神；木香理气和中，使补而勿滞；大枣、生姜健脾开胃，共为佐药。甘草调和诸药，为使药。

【临床运用】本方为治心脾气血两虚证的代表方。临床应用以心悸失眠、体倦食少、便血及崩漏、舌淡、脉细弱为辨证要点。现代临床常用于胃及十二指肠溃疡出血、功能性子宫出血、再生障碍性贫血、血小板减少性紫癜等属心脾气血两虚者。

当归补血汤

《内外伤辨惑论》

【组成】黄芪一两（30g）　当归酒洗，二钱（6g）

【用法】上㕮咀。以水二盏，煎至一盏，去滓，空腹时温服（现代用法：水煎服）。

【功用】补气生血。

【主治】血虚发热证。肌热面红，烦渴欲饮，脉洪大而虚，重按无力。亦治妇人经期、产后血虚发热头痛，或疮疡溃后久不愈合者。

【方解】本证乃因劳倦内伤，血虚气弱，阳气浮越所致。血为气之母，阴血亏虚，则阳气无所依附而浮越于外，故肌热面赤、烦渴欲饮、发热头痛、脉洪大而虚。有形之血不能速生，生于无形之气，治当补气益血，使气旺血充，虚热自止。方中重用黄芪，一是补气固表，挽回浮越之阳气，阳气渐回，虚热自退；二是大补元气，使气旺生血，为君药。当归养血和血，补虚治本，为臣药。

【临床运用】本方为补气生血之基础方，也是"甘温除热"法的代表方。临床应用以肌热、口渴喜热饮、面红，脉大而虚、重按无力为辨证要点。现代临床常用于各种贫血、过敏性紫癜等属血虚气弱者。

一贯煎

《续名医类案》

【组成】北沙参　麦冬　当归身（各9g）　生地黄（18～30g）　枸杞子（9～18g）　川楝子（4.5g）（原书未著用量）

【用法】水煎服。

【功用】滋阴疏肝。

【主治】肝肾阴虚，肝气郁滞证。胸脘胁痛，吞酸吐苦，咽干口燥，舌红少津，脉细弱或虚弦。亦治疝气瘕聚。

【方解】本证乃因肝肾阴虚，肝气郁滞不畅所致。肝藏血，主疏泄，体阴而用阳，喜条达而恶抑郁。肝肾阴血亏虚，肝体失养，则疏泄失常，肝气郁滞，进而横逆犯胃，故胸脘胁痛、吞酸吐苦；肝气久郁，经气不利则生疝气、瘕聚等；阴虚津液不能上承，故咽干口燥、舌红少津；阴血亏虚，血脉不充，故脉细弱或虚弦。治宜滋阴养血，柔肝疏郁。本方重用生地黄补肾养肝，滋阴养血，寓"滋水涵木"之意，为君药。枸杞、当归、麦冬、北沙参滋阴养肝，其中枸杞配生地黄滋补肾阴，当归补血养肝，北沙参、麦冬滋养肺胃之阴，共为臣药。少佐川楝子疏肝泄热，行气止痛。

【临床运用】本方为治肝肾阴虚，肝气郁滞证的代表方。临床应用以胁肋疼痛、吞酸吐苦、舌红少津、脉虚弦为辨证要点。现代临床常用于慢性肝炎、慢性胃炎、胃及十二指肠溃疡、肋间神经痛、神经官能症等属肝肾阴虚气滞者。

第三十四章　固涩剂

凡以固涩药为主组成，具有收敛固涩作用，治疗气、血、精、津滑脱散失之证的方剂，统称固涩剂。气、血、精、津是营养人体的宝贵物质，一旦脏腑失调，正气亏虚，消耗过度，则每致滑脱不禁，散失不收，轻则有碍健康，重则危及生命。临床表现有自汗、盗汗、久咳不止、久泻不止、遗精滑泄、小便失禁、崩漏、带下等。因此，固涩剂根据所治病证的不同，相应分为固表止汗、敛肺止咳、涩肠固脱、涩精止遗、固崩止带五类。

固涩剂所治的滑脱散失之证，皆由正气亏虚而致，故应配伍相应的补益药，使之标本兼顾。固涩剂为正虚无邪者设，故凡外邪未去，误用固涩，则有闭门留寇之弊。

玉屏风散

《医方类聚》

【组成】防风一两（30g）　黄芪蜜炙　白术各二两（各60g）

【用法】上㕮咀，每服三钱（9g），用水一盏半，加大枣一枚，煎至七分，去滓，食后热服（现代用法：研末，每日2次，每次6～9g，大枣煎汤送服；亦可作汤剂，水煎服，用量按原方比例酌减）。

【功用】益气固表止汗。

【主治】表虚自汗。汗出恶风，面色㿠白，舌淡苔薄白，脉浮虚。亦治虚人腠理不固，易感风邪。

【方解】本方主治卫气虚弱，不能固表之证。卫虚腠理不密，则易为风邪所袭，故时自恶风而易于感冒；表虚失固，营阴不能内守，津液外泄，则常自汗；面色㿠白、舌淡苔薄白、脉浮虚皆为气虚之象。治宜益气实卫，固表止汗。方中黄芪甘温，内可大补脾肺之气，外可固表止汗，为君。白术健脾益气，助黄芪以加强益气固表之力，为臣药。两药合用，使气旺表实，则汗不外泄，外邪亦难内侵。佐以防风走表而散风御邪，黄芪得防风，则固表而不留邪，防风得黄芪，则祛风而不伤正。对于表虚自汗，或体虚易于感冒者，用之有益气固表、扶正祛邪之功。方名玉屏风者，言其功用有似御风屏障，而又珍贵如玉之意。

【临床运用】本方为治疗表虚自汗的常用方剂。临床应用以自汗恶风、面色㿠白、舌淡脉虚为辨证要点。常用于过敏性鼻炎、上呼吸道感染属表虚不固而外感风邪者，以及肾小球肾炎易于伤风感冒而致病情反复者。

四神丸
《内科摘要》

【组成】肉豆蔻二两（60g）　补骨脂四两（120g）　五味子二两（60g）　吴茱萸浸，炒，一两（30g）

【用法】上为末，用水一碗，煮生姜四两（120g），红枣五十枚，水干，取枣肉为丸，如桐子大。每服五七十丸（6～9g），空心食前服（现代用法：以上五味，粉碎成细粉，过筛，混匀。另取生姜200g，捣碎，加水适量压榨取汁，与上述粉末泛丸，干燥即得。每服9g，每日1～2次，临睡用淡盐汤或温开水送服；亦作汤剂，加姜、枣水煎，临睡温服，用量按原方比例酌减）。

【功用】温肾暖脾，固肠止泻。

【主治】脾肾阳虚之肾泄证。五更泄泻，不思饮食，食不消化，或久泻不愈，腹痛喜温，腰酸肢冷，神疲乏力，舌淡，苔薄白，脉沉迟无力。

【方解】肾泄，又称五更泄、鸡鸣泄，多由命门火衰，火不暖土，脾失健运所致。五更正是阴气极盛，阳气萌发之际，命门火衰者应于此时，因阴寒内盛，命门之火不能上温脾土，脾阳不升而水谷下趋，故令五更泄泻。脾失健运，故不思饮食、食不消化；脾肾阳虚，阴寒凝聚，则腹痛、腰酸肢冷。治宜温肾暖脾，固涩止泻。方中重用补骨脂辛苦性温，补命门之火以温养脾土，故为君药。臣以肉豆蔻温中涩肠，与补骨脂相伍，既可增温肾暖脾之力，又能涩肠止泻。吴茱萸温脾暖胃以散阴寒；五味子酸温，固肾涩肠，合吴茱萸以助君、臣药温涩止泻之力，为佐药。用法中姜、枣同煮，枣肉为丸，意在温补脾胃，鼓舞运化。诸药合用，俾火旺土强，肾泄自愈。

【临床运用】本方为治命门火衰，火不暖土所致五更泄泻或久泻的常用方。临床应用以五更泄泻、不思饮食、舌淡苔白、脉沉迟无力为辨证要点。常用于慢性结肠炎、肠结核、肠道易激综合征等属脾肾虚寒者。

金锁固精丸
《医方集解》

【组成】沙苑蒺藜炒　芡实蒸　莲须各二两（各60g）　龙骨酥炙　牡蛎盐水煮一日一夜，煅粉，各一两（各30g）

【用法】莲子粉糊为丸，盐汤下（现代用法：共为细末，以莲子粉糊丸，每服9g，每日2～3次，空腹淡盐汤送下；亦作汤剂，用量按原方比例酌减，加莲子肉适量，水煎服）。

【功用】涩精补肾。

【主治】肾虚不固之遗精。遗精滑泄，神疲乏力，腰痛耳鸣，舌淡苔白，脉细弱。

【方解】本方证为肾虚精关不固所致。肾虚则封藏失职，精关不固，故遗精滑泄；精亏则气弱，故神疲乏力；腰为肾之府，耳为肾之窍，肾精亏虚，故腰痛耳鸣。治宜补肾涩精。方中沙苑蒺藜甘温，补肾固精，故为君药。臣以芡实益肾固精，且补脾气。君臣相须为用，为补肾固精的常用组合。佐以龙骨、牡蛎、莲须涩精止遗。用莲子粉糊丸，既能助诸药补肾固精，又能养心清心，合而能交通心肾。综观全方，既能补肾，又能固精，实为标本兼顾，而以治标为主的良方。因其能秘肾气，固精关，专为肾虚滑精者设，故美其名曰"金锁固精"。

【临床运用】本方为治肾虚精关不固的常用方。临床应用以遗精滑泄、腰痛耳鸣、舌淡苔白、脉细弱为辨证要点。亦可用治女子带下属肾虚滑脱者。常用于性神经功能紊乱、乳糜尿、慢性前列腺炎及带下、崩漏属肾虚精气不足、下元不固者。

完带汤

《傅青主女科》

【组成】白术一两（30g），土炒　山药一两（30g），炒　人参二钱（6g）　白芍五钱（15g），酒炒　车前子三钱（9g），酒炒　苍术二钱（9g），制　甘草一钱（3g）　陈皮五分（2g）　黑芥穗五分（2g）　柴胡六分（2g）

【用法】水煎服。

【功用】补脾疏肝，化湿止带。

【主治】脾虚肝郁，湿浊带下。带下色白，清稀如涕，面色㿠白，倦怠便溏，舌淡苔白，脉缓或濡弱。

【方解】本方为治疗白带的常用方剂，所主病证乃由脾虚肝郁、带脉失约、湿浊下注所致。脾虚则生化之源不足，气血不能上荣于面则面色㿠白；脾失健运，水湿内停，清气不升致倦怠便溏；脾虚肝郁，湿浊下注，带脉不固则带下色白量多、清稀如涕；舌淡白、脉濡弱为脾虚湿盛之象。治宜补脾益气，疏肝解郁，化湿止带。方中重用白术、山药为君，旨在补脾祛湿，使脾气健运，湿浊得消；山药并有固肾止带之功。臣以人参补中益气，以助君药补脾之力；苍术燥湿运脾，以增祛湿化浊之力；白芍柔肝理脾，使肝木条达而脾土自强；车前子利湿清热，令湿浊从小便分利。佐以陈皮之理气燥湿，既可使补药补而不滞，又可行气以化湿；柴胡、芥穗之辛散，得白术则升发脾胃清阳，配白芍则疏肝解郁。使以甘草调药和中，诸药相配，使脾气健旺，肝气条达，清阳得升，湿浊得化，则带下自止。

【临床运用】本方为治脾虚肝郁，湿浊下注带下之常用方。临床应用以带下清稀色白、舌淡苔白、脉濡缓为辨证要点。现代常用于阴道炎、宫颈糜烂、盆腔炎而属脾虚肝郁、湿浊下注者。

第三十五章　开窍剂

凡以芳香开窍药为主组成，具有开窍醒神作用，治疗窍闭神昏证的方剂，统称开窍剂。

窍闭神昏证多由邪气壅盛，蒙蔽心窍所致。根据闭证的临床表现，可分为热闭和寒闭两种。热闭多由温热邪毒内陷心包，痰热蒙蔽心窍所致，治宜清热开窍，简称凉开；寒闭多因寒湿痰浊之邪或秽浊之气蒙蔽心窍引起，治宜温通开窍，简称温开。故开窍剂相应分为凉开和温开两类。

运用开窍剂须注意以下事项：一是应辨别闭证和脱证。凡邪盛气实而见神志昏迷，口噤不开，两手握固，二便不通，脉实有力的闭证，方可用开窍剂；而对汗出肢冷，呼吸气微，手撒遗尿，口开目合，脉象虚弱无力或脉微欲绝的脱证，即使神志昏迷也不宜使用。二是应辨清闭证之属热属寒，正确选用凉开或温开。三是对于阳明腑实证而见神昏谵语者，只宜寒下，不宜用开窍剂。至于阳明腑实而兼有邪陷心包之证，则应开窍与寒下并用。四是开窍剂大多为芳香药物，其性辛散走窜，只宜暂用，不宜久服，中病即止。五是孕妇忌用。开窍剂多制成丸、散剂或注射剂，不宜加热煎煮，以免药性挥发，影响疗效。

安宫牛黄丸
《温病条辨》

【组成】牛黄一两（100g）　郁金一两（100g）　水牛角（原为犀角一两）（200g）　黄连一两（100g）　朱砂一两（100g）　冰片二钱五分（25g）　麝香二钱五分（25g）　珍珠五钱（50g）　山栀一两（100g）　雄黄一两（100g）　黄芩一两（100g）

【用法】上为极细末，炼老蜜为丸，每丸一钱（3g），金箔为衣，蜡护。脉虚者人参汤下，脉实者银花、薄荷汤下，每服一丸。大人病重体实者，日再服，甚至日三服；小儿服半丸，不知，再服半丸（现代用法：上药共研为末，炼蜜为丸，每丸3g。口服，1次1丸，小儿3岁以内1次1/4丸，4～6岁1次1/2丸，1日1次；或遵医嘱。昏迷不能口服者，可水化开，鼻饲给药）。

【功用】清热解毒，开窍醒神。

【主治】邪热内陷心包证。高热烦躁，神昏谵语，口干舌燥，舌謇肢厥，舌红或绛，脉数。亦治中风昏迷、小儿惊厥属邪热内闭者。

【方解】本证乃因温热邪毒内闭心包所致。热邪内陷心包，扰及神明，故高热烦躁、神昏谵语；里热炽盛，灼津炼液，故口干舌燥；痰热闭窍，则舌謇不语；热闭心包，热深厥亦深，故可见手足厥冷；中风痰热昏迷，小儿高热惊厥，亦属热闭之证。治宜清解热毒，开窍醒神。方中牛黄味苦性凉，其气清香，清心解毒，豁痰开窍；水牛角咸寒，清心凉血解毒；麝香芳香走窜，开窍醒神，三药配伍，清心解毒，开窍醒神，共为君药。黄连、黄芩、栀子三药苦寒清热，泻火解毒，助牛黄、水牛角清解心包热毒；冰片、郁金芳香辟秽，化浊通窍，以增麝香开窍醒神之力，共为臣药。珍珠、朱砂镇心安神，兼能凉心；雄黄劫痰解毒；金箔镇心安神，共为佐药。蜂蜜和胃调中，为使药。

【临床运用】本方为清热开窍的代表方。以神昏谵语、高热烦躁、舌红或绛、脉数为辨证要点。现代临床常用于乙型脑炎、流行性脑脊髓膜炎、病毒性脑炎、脑血管意外、颅脑损伤意识障碍、癫痫、肝性脑病、中毒性痢疾、尿毒症、败血症等属热毒内闭者。

苏合香丸

《外台秘要》

【组成】吃力伽（即白术）　光明砂（即朱砂）研　麝香　诃黎勒皮（即诃子）　香附子中白　沉香重者　青木香　丁香　安息香　白檀香　荜茇上者，各一两（各30g）　水牛角（原为犀角一两）（180g）　熏陆香（即乳香）　苏合香　龙脑香各半两（各15g）

【用法】上十五味，捣筛极细，白蜜煎，去沫，和为丸。每朝取井华水，服如梧子四丸（3g），于净器中研破服，老小每碎一丸服之。仍取一丸如弹丸，蜡纸裹，绯袋盛，当心带之（现代用法：上药共研为末，炼蜜为丸，口服，每1丸，小儿酌减，1日1～3次，温开水送服。昏迷不能口服者，可鼻饲给药）。

【功用】芳香开窍，行气止痛。

【主治】寒闭证。突然昏倒，牙关紧闭，不省人事，苔白，脉迟。亦治心腹卒痛，甚则昏厥；中风、中气及感受时行瘴疠之气等，属寒凝气滞之闭证者。

【方解】本证乃因寒邪秽浊闭阻机窍所致。寒痰秽浊阻滞气机，蒙蔽清窍，故突然昏倒、牙关紧闭、不省人事；阴寒内盛，故苔白脉迟；若寒凝胸中，气血瘀滞，则心胸疼痛；邪壅中焦，气滞不通，故脘腹胀痛难忍。闭者宜开，治宜芳香开窍为主，对于寒邪、气郁及秽浊所致者，又须配合温里散寒、行气活血、辟秽化浊之法。方中苏合香、麝香、冰片、安息香芳香开窍，辟秽化浊，共为君药。臣以木香、香附、丁香、沉香、白檀香、乳香以行气解郁，散寒止痛，理气活血。佐以辛热之荜茇，温中散寒，助诸香药以增强驱寒止痛开邪之力；水牛角清心解毒，朱砂重镇安神，二者药性虽寒，但与大队温热之品相伍，则不悖温通开窍之旨；白术益气健脾、燥湿化浊，诃子收涩敛气，二药一补一敛，以防诸香辛散走窜太过，耗散真气。

【临床运用】本方为治寒闭证的代表方。临床应用以突然昏倒、不省人事、牙关紧闭、苔白、脉迟为辨证要点。现代临床常用于流行性乙型脑炎、脑血管意外、癫痫、肝昏迷、冠心病心绞痛、心肌梗死等属寒闭或寒凝气滞者。

第三十六章　安神剂

　　凡以安神药为主组成，具有安神定志作用，用以治疗神志不安病证的方剂，统称安神剂。

　　安神剂可以分为重镇安神和补养安神两类。本类方剂多用于：一为外受惊恐，或肝郁化火，扰乱神明，神失所藏者，以惊恐、喜怒、烦躁、狂乱等为主要表现的实证；二为思虑太过，阴血暗耗，心神失养，神失所养者，以心悸、健忘、失眠、多梦等为主要表现的虚证。

　　重镇安神剂多由金石类药物组成，此类药物易伤胃气，不宜久服。对脾胃虚弱者，可配合服用健脾和胃之品。某些安神药，如朱砂等具有一定毒性，久服能引起慢性中毒，更应注意。

朱砂安神丸
《内外伤辨惑论》

　　【组成】朱砂另研，水飞为衣，五钱（15g）　黄连去须，净，酒洗六钱（18g）　炙甘草五钱半（16.5g）　生地黄一钱半（4.5g）　当归二钱半（7.5g）

　　【用法】除朱砂外，余药为末，汤浸蒸饼为丸，如黍米大，朱砂为衣。每服十五至三十丸，津唾咽之，食后（现代用法：蜜丸，每次 6 ～ 9g，临睡前温开水送服。也可作汤剂，水煎服）。

　　【功用】镇心安神，泻火养阴。

　　【主治】心火偏亢，灼伤阴血证。心烦神乱，失眠多梦，惊悸怔忡，或胸中懊恼，舌质红，脉细数。

　　【方解】心火亢盛，扰乱心神，神不守舍，故心烦神乱、失眠多梦、胸中懊恼；心火内炽，灼伤阴血，心神失养，故惊悸怔忡；舌质红、脉细数为火盛阴血不足之征。本证病机为心火亢盛，灼伤阴血，治当镇心安神，泻火养阴。方中朱砂性寒质重，专入心经，镇心安神，清泻心火，为君药。黄连苦寒，泻亢盛之心火为臣，配朱砂则可重镇以安神，泻火以除烦。生地黄滋阴清热，当归养血，既助君臣清热之力，又使阴血得复而心神得养，共为佐药。炙甘草甘缓，既可防黄连苦寒太过，又可防朱砂质重碍胃，并调和药性，为佐使药。

　　【临床运用】本方为治疗心火亢盛，损伤阴血所致神志不安的常用方。以惊悸、失眠、心烦、舌红、脉细数为辨证要点。现代临床常用于神经衰弱、抑郁症、心动过速等属于心火亢盛、阴血不足者。

天王补心丹
《校注妇人良方》

【组成】人参去芦　茯苓　玄参　丹参　桔梗　远志各五钱（各15g）　当归酒浸　五味子　麦冬去心　天门冬　柏子仁　酸枣仁炒，各一两（各30g）　生地黄四两（120g）

【用法】上为末，炼蜜丸，如梧桐子大，用朱砂为衣。每服二三十丸。临卧，竹叶煎汤送下（现代用法：蜜丸，每服6～9g，温开水送下。亦可作汤剂，水飞朱砂以药汤送服）。

【功用】滋阴养血，宁心安神。

【主治】阴虚血少，神志不安证。心悸失眠，虚烦神疲，梦遗健忘，手足心热，口舌生疮，大便干结，舌红少苔，脉细数。

【方解】阴血不足，心神失养，故见虚烦心悸、失眠健忘；阴虚内热，虚火上炎，则见口舌生疮、手足心热；虚火内扰，精关不固而见梦遗；舌红少苔、脉细数为阴虚内热之征。本方证由阴血亏虚，心神失养所致，治当滋阴养血，补心安神。方中重用生地黄滋肾水以补阴，清虚火以宁心，为君药。玄参、天冬、麦冬滋阴清热，酸枣仁、柏子仁养心安神，当归补血，俱为臣药。人参、茯苓宁心安神，五味子酸以收敛心气而安神，远志交通心肾，安神定悸，丹参清心活血，共为佐药。桔梗载药上行为使药。诸药合用，心肾同治，共奏滋阴养血、补心安神之效。

【临床运用】本方为治心肾阴血不足，虚火内扰之神志不安证的代表方。以心悸失眠、手足心热、舌红少苔、脉细数为辨证要点。现代临床常用于神经衰弱、心脏病、甲状腺功能亢进等属于阴虚血少、神志不安者。

酸枣仁汤
《金匮要略》

【组成】酸枣仁二升，炒（18g）　甘草一两（3g）　知母二两（6g）　茯苓二两（6g）　川芎二两（6g）

【用法】上五味，以水八升，煮酸枣仁得六升，内诸药，煮取三升，分温三服（现代用法：水煎服）。

【功用】养血安神，清热除烦。

【主治】肝血不足，虚热内扰证。虚劳虚烦失眠，头目眩晕，咽干口燥，舌红，脉弦细。

【方解】肝藏血而舍魂，心主血而藏神。肝血不足而生内热，虚热内扰，神魂失养，故见虚烦失眠；肝血亏虚，清窍失养则头目眩晕；舌红、脉细弦为肝血不足、虚热内生之征。本方证由肝血不足，虚热内扰，神魂失养所致，治当养血安神，清热除烦。方中重用酸枣仁养肝血，安心神，为君药。茯苓宁心安神，知母清热滋阴，共为臣药。佐以川芎，其性辛散，调肝血而疏肝气，与酸枣仁相伍，辛散与酸收并用，顺应肝升发之性；与知母合用，温燥与阴柔相合，则无助热耗血之弊。甘草为使，和中缓急，调和诸药。诸药配伍，酸收补肝体，辛散助肝用，补中寓行，养中有清，共奏养血安神、清热除烦之效。

【临床运用】本方为养血调肝安神之常用方剂。以虚烦失眠、咽干口燥、舌红、脉弦细为辨证要点。现代临床常用于神经衰弱、更年期综合征等属于肝血不足、虚热内扰者。

第三十七章 理气剂

凡以理气药为主组成，具有行气或降气作用，治疗气滞或气逆病证的方剂，统称为理气剂。

根据适应证不同，理气剂分为行气和降气两类。气滞者多为肝气郁滞或脾胃气滞，治宜行气而调之；气逆者多为胃气上逆或肺气上逆，治宜降气以平之。

使用理气剂，应辨清病证之虚实，勿犯虚虚实实之戒。理气药多属芳香辛燥之品，容易伤津耗气，应适可而止，勿使过剂，尤其是年老体弱、阴虚火旺、孕妇或素有崩漏吐衄者，更应慎之。

半夏厚朴汤
《金匮要略》

【组成】半夏一升（12g） 厚朴三两（9g） 茯苓四两（12g） 生姜五两（15g） 苏叶二两（6g）

【用法】上五味，以水七升，煮取四升，分四服，日三、夜一服（现代用法：水煎服）。

【功用】行气散结，降逆化痰。

【主治】梅核气。咽中如有物阻，咯吐不出，吞咽不下，或咳或呕，胸膈满闷，舌苔白润或白滑，脉弦缓或弦滑。

【方解】本方证多因痰气郁结于咽喉所致。情志不遂，肝气郁结，肺胃失于宣降，津液不布，聚而为痰，痰气相搏，结于咽喉，故见咽中如有物阻、咯吐不出、吞咽不下；肺胃失于宣降，还可致胸中气机不畅，而见胸胁满闷，或咳嗽喘急，或恶心呕吐等。治宜行气散结，化痰降逆。方中以半夏为君，功擅化痰散结，降逆和胃。臣以厚朴行气开郁，下气除满。一化痰结，一行气滞，两者相配，痰气并治。佐以生姜辛温散结，降逆消痰，助半夏化痰散结，和胃止呕，并解半夏之毒；茯苓甘淡，渗湿健脾，俾湿去脾健，则痰无由生。苏叶为使，取其芳香疏散，协厚朴行气开郁散结，质轻入肺，能引药以达病所。

【临床运用】本方为治疗情志不畅，痰气互结所致的梅核气之常用方。以咽中如有物阻、咯吐不出、胸膈满闷、苔白腻、脉弦滑为辨证要点。现代常用于癔症、胃神经官能症、慢性咽炎、慢性支气管炎、食道痉挛等属气滞痰阻者。

旋覆代赭汤

《伤寒论》

【组成】旋覆花三两（9g）　人参二两（6g）　代赭石一两（3g）　甘草炙，三两（9g）　半夏洗，半升（9g）　生姜五两（15g）　大枣擘，十二枚（4枚）

【用法】以水一斗，煮取六升，去滓再煎，取三升，温服一升，1日3次（现代用法：水煎服）。

【功用】降逆化痰，益气和胃。

【主治】胃虚痰阻气逆证。心下痞硬，噫气不除，或反胃呕逆，吐涎沫，舌淡，苔白滑，脉弦而虚。

【方解】本方证因胃气虚弱，痰浊内阻所致。痰浊留阻于中焦，气机上逆，故心下痞硬、噫气频作，或反胃呕逆、呕吐涎沫。治宜化痰降逆，益气补虚。方中旋覆花下气消痰，降逆止噫，故为君药。代赭石重坠降逆，长于镇摄肺胃之逆气，量稍少旨在与旋覆花相伍而加强降逆下气、止呕化痰之功；生姜用量独重，一为和胃降逆增其止呕之效，二为宣散水气以助祛痰之功，三为制约代赭石寒凉伐胃之性；半夏祛痰散结，降逆和胃，三药共为臣药。人参、大枣、炙甘草甘温益气，健脾养胃，以复中虚气弱之本，俱为佐药。炙甘草调和药性，兼作使药。

【临床运用】本方为治疗胃虚痰阻气逆证之常用方。以心下痞硬、嗳气频作，或呕吐、呃逆，苔白腻，脉缓或滑为辨证要点。现代常用于胃神经官能症、胃扩张、慢性胃炎、胃及十二指肠溃疡、幽门不完全性梗阻、神经性呃逆、膈肌痉挛等属胃虚痰阻者。

越鞠丸（芎术丸）

《丹溪心法》

【组成】苍术　香附　川芎　神曲　栀子各等分（各6g）

【用法】上为末，水泛为丸，如绿豆大（现代用法：丸剂，口服，1次6～9g，1日2次；亦可水煎服）。

【功用】行气解郁。

【主治】六郁证。胸膈痞闷，脘腹胀痛，嗳腐吞酸，恶心呕吐，饮食不消。

【方解】本方证乃因喜怒无常、忧思过度，或饮食失节、寒温不适所致气、血、痰、火、湿、食六郁之证。六郁之中以气郁为主。气郁而肝失条达，则见胸膈痞闷；气郁又使血行不畅而成血郁，故见胸胁胀痛；气血郁久化火，则见嗳腐吞酸吐苦之火郁；气郁即肝气不舒，肝病及脾，脾胃气滞，运化失司，升降失常，则聚湿生痰，或食滞不化而见恶心呕吐。治宜行气解郁为主，使气行则血行，气行则痰、火、湿、食诸郁自解。方中香附行气解郁，以治气郁，故为方中君药。川芎活血行气，为血中气药，既能治血郁，又可加强君药行气解郁之功；苍术燥湿运脾，以治湿郁；山栀清热泻火，以治火郁；神曲消食和胃，以治食郁，以上共为臣佐。痰郁，或因气滞湿聚而生，或因火邪炼津而成，今五郁得解，则痰郁自消。

【临床运用】本方为治疗气血痰火湿食"六郁"的代表方。以胸膈痞闷、脘腹胀痛、饮食不消等为辨证要点。现代常用于胃神经官能症、胃及十二指肠溃疡、慢性胃炎、胆石症、胆囊炎、肝炎、肋间神经痛、痛经、月经不调等辨证属"六郁"者。

枳实薤白桂枝汤

《金匮要略》

【组成】枳实四枚（12g）　厚朴四两（12g）　薤白半升（9g）　桂枝一两（6g）　瓜蒌一枚，捣（12g）

【用法】以水五升，先煮枳实、厚朴，取二升，去滓，内诸药，煮数沸，分3次温服（现代用法：水煎服）。

【功用】通阳散结，祛痰下气。

【主治】胸痹。胸满而痛，甚或胸痛彻背，喘息咳唾，短气，气从胁下上逆抢心，舌苔白腻，脉沉弦或紧。

【方解】本方证因胸阳不振，痰浊中阻，气结于胸所致。胸阳不振，津液不布，聚而成痰，痰为阴邪，易阻气机，结于胸中，则胸满而痛，甚或胸痛彻背；痰浊阻滞，肺失宣降，故见咳唾喘息、短气；胸阳不振则阴寒之气从胁下上逆抢心。治宜通阳散结，祛痰下气。方中瓜蒌甘寒，涤痰散结，理气宽胸；薤白辛温，通阳散结，化痰散寒，二药相配，散胸中阴寒，化上焦痰浊，宣胸中气机，为治胸痹要药，共为君药。枳实下气破结，化痰消痞；厚朴燥湿化痰，下气除满，二者同用，共助君药宽胸散结、消痞除满、通阳化痰，均为臣药。佐以桂枝通阳散寒，降逆平冲。

【临床运用】本方为治疗胸阳不振，痰浊中阻，气结于胸所致胸痹之常用方。以胸中痞满，气从胁下冲逆，上攻心胸，舌苔白腻，脉沉弦或紧为辨证要点。现代常用于冠心病心绞痛、肋间神经痛、非化脓性肋软骨炎等属胸阳不振、痰气互结者。

第三十八章 理血剂

凡以理血药为主组成，具有活血祛瘀或止血作用，治疗血瘀或出血病证的方剂，统称理血剂。

血是营养人体的重要物质，在正常情况下，周流不息地循行于脉中，灌溉五脏六腑，濡养四肢百骸。一旦某种原因致使血行不畅；或血不循经，离经妄行；或亏损不足，均可造成血瘀或出血或血虚之证。血瘀治宜活血祛瘀，出血宜以止血为主。

使用理血剂时，首先要分清标本缓急，做到急则治标，缓则治本，或标本兼顾。另外，在使用活血祛瘀剂时，常辅以养血益气之品，使祛瘀而不伤正；不可久服，中病即止，勿使过之。必要时，可在止血剂中辅以适当的活血祛瘀之品，使血止而不留瘀。此外，活血祛瘀剂易于动血、伤胎，故凡妇女经期、月经过多及孕妇均当慎用或忌用。

血府逐瘀汤

《医林改错》

【组成】桃仁四钱（12g） 红花三钱（9g） 当归三钱（9g） 生地黄三钱（9g） 川芎一钱半（4.5g） 赤芍二钱（6g） 牛膝三钱（9g） 桔梗一钱半（4.5g） 柴胡一钱（3g） 枳壳二钱（6g） 甘草二钱（6g）

【用法】水煎服。

【功用】活血化瘀，行气止痛。

【主治】胸中血瘀证。胸痛，头痛，日久不愈，痛如针刺而有定处，或呃逆日久不止，或饮水即呛，干呕，或内热瞀闷，或心悸怔忡，失眠多梦，急躁易怒，入暮潮热，唇暗或两目暗黑，舌质暗红，或舌有瘀斑、瘀点，脉涩或弦紧。

【方解】本方主治诸症皆为瘀血内阻胸部，气机郁滞所致。胸中为气之所宗，血之所聚，肝经循行之分野。血瘀胸中，气机阻滞，清阳郁遏不升，则胸痛、头痛日久不愈，痛如针刺，且有定处；胸中血瘀，影响及胃，胃气上逆，故呃逆干呕，甚则水入即呛；瘀久化热，则内热瞀闷、入暮潮热；瘀热扰心，则心悸怔忡、失眠多梦；郁滞日久，肝失条达，故急躁易怒；至于唇、目、舌、脉所见，皆为瘀血征象。治宜活血化瘀，兼以行气止痛。方中桃仁破血行滞而润燥，红花活血祛瘀以止痛，共为君药。赤芍、川芎助君药活血祛瘀；牛膝活血通经，祛瘀止痛，引血下行，共为臣药。生地黄、当归养血益阴，清热活血；桔梗、枳壳，一升一降，宽胸行气；柴胡疏肝解郁，升达清阳，与桔梗、枳壳同用，尤善理气行滞，使气行则血行，以上均为佐药。桔梗并能载药上行，兼有使药之用；甘草调和诸药，亦为使药。全方配伍特点有三：一为活血与行气相伍，既行血分瘀滞，又解气分郁结；二是祛瘀与养血同施，则活血而无耗血之虑，行气又无伤阴之弊；三为升降兼顾，既能升达清阳，又可降泄下行，使气血和调。合而用之，使血活瘀化气行，则诸症可愈，为治胸中血瘀证之良方。

【临床运用】本方广泛用于因胸中瘀血而引起的多种病证。临床应用以胸痛、头痛、痛有定处、舌暗红或有瘀斑、脉涩或弦紧为辨证要点。常用于冠心病心绞痛、风湿性心脏病、胸部挫伤及肋软骨炎之胸痛，以及脑血栓形成、高血压病、高脂血症、血栓闭塞性脉管炎、神经官能症、脑震荡后遗症之头痛、头晕等属瘀阻气滞者。

补阳还五汤
《医林改错》

【组成】黄芪生，四两（120g）　当归尾二钱（6g）　赤芍一钱半（5g）　地龙去土，一钱（3g）　川芎一钱（3g）　红花一钱（3g）　桃仁一钱（3g）

【用法】水煎服。

【功用】补气，活血，通络。

【主治】中风之气虚血瘀证。半身不遂，口眼㖞斜，语言謇涩，口角流涎，小便频数或遗尿失禁，舌暗淡，苔白，脉缓无力。

【方解】本方证由中风之后，正气亏虚，气虚血滞，脉络瘀阻所致。正气亏虚，不能行血，以致脉络瘀阻，筋脉肌肉失去濡养，故见半身不遂、口眼㖞斜；气虚血瘀，舌本失养，故语言謇涩；气虚失于固摄，故口角流涎、小便频数、遗尿失禁；舌暗淡、苔白、脉缓无力为气虚血瘀之象。本方证以气虚为本，血瘀为标，治当以补气为主，活血通络为辅。本方重用生黄芪，补益元气，意在气旺则血行，瘀去络通，为君药。当归尾活血通络而不伤血，用为臣药。赤芍、川芎、桃仁、红花协同当归尾以活血祛瘀；地龙通经活络，力专善走，周行全身，以行药力，均为佐药。全方的配伍特点是：重用补气药与少量活血药相伍，使气旺血行以治本，祛瘀通络以治标，标本兼顾，且补气而不壅滞，活血又不伤正。合而用之，则气旺、瘀消、络通，诸症向愈。

【临床运用】本方既是益气活血法的代表方，又是治疗中风后遗症的常用方。临床应用以半身不遂、口眼㖞斜、舌暗淡、苔白、脉缓无力为辨证要点。现代常用于脑血管意外后遗症、冠心病、小儿麻痹后遗症，以及其他原因引起的偏瘫、截瘫，或单侧上肢、下肢痿软等属气虚血瘀者。

生化汤
《傅青主女科》

【组成】全当归八钱（24g）　川芎三钱（9g）　桃仁去皮尖，研，十四枚（6g）　干姜炮黑，五分（2g）　甘草炙，五分（2g）

【用法】黄酒、童便各半煎服（现代用法：水煎服，或酌加黄酒同煎）。

【功用】养血祛瘀，温经止痛。

【主治】血虚寒凝，瘀血阻滞证。产后恶露不行，小腹冷痛。

【方解】本方证由产后血虚寒凝，瘀血内阻所致。妇人产后，血亏气弱，寒邪极易乘虚而入，寒凝血瘀，故恶露不行；瘀阻胞宫，不通则痛，故小腹冷痛。治宜活血养血，温经止痛。方中重用全当归补血活血，化瘀生新，行滞止痛，为君药。川芎活血行气，桃仁活血祛瘀，均为臣药。炮姜入血散寒，温经止痛；黄酒温通血脉以助药力，共为佐药。炙甘草和中缓急，调和诸药，用以为使。原方另用童便同煎（现多已不用），乃取其益阴化瘀、引败血下行之意。全方配伍得当，寓生新于化瘀之内，使瘀血化，新血生，诸症向愈。

【临床运用】本方为妇女产后常用方，甚至有些地区民间习惯作为产后必服之剂，虽多属有益，但应以产后血虚瘀滞偏寒者为宜。临床应用以产后恶露不行、小腹冷痛为辨证要点。现代运用于产后子宫复旧不良、产后宫缩疼痛、胎盘残留等属产后血虚寒凝、瘀血内阻者。

十灰散
《十药神书》

【组成】大蓟小蓟荷叶侧柏叶茅根茜根山栀大黄牡丹皮棕榈皮各等分（各9g）

【用法】上药各烧灰存性，研极细末，用纸包，碗盖于地上一夕，出火毒，用时先将白藕捣汁或萝卜汁磨京墨半碗，调服五钱，食后服下（现代用法：各药烧炭存性，为末，藕汁或萝卜汁磨京墨适量，调服9～15g；亦可作汤剂，水煎服，用量按原方比例酌定）。

【功用】凉血止血。

【主治】血热妄行之上部出血证。呕血、吐血、咯血、衄血等，血色鲜红，来势急暴，舌红，脉数。

【方解】本方主治上部出血诸证，乃火热炽盛，气火上冲，损伤血络，离经妄行所致。治宜凉血止血。方中大蓟、小蓟性味甘凉，长于凉血止血，且能祛瘀，为君药。荷叶、侧柏叶、白茅根、茜根皆能凉血止血；棕榈皮收涩止血，与君药相配，既能增强澄本清源之力，又有塞流止血之功，皆为臣药。血之所以上溢，是由于气盛火旺，故用栀子、大黄清热泻火，挫其鸱张之势，可使邪热从大小便而去，使气火降而助血止，为佐药；重用凉降涩止之品，恐致留瘀，故以牡丹皮配大黄凉血祛瘀，使止血而不留瘀，亦为佐药。用法中用藕汁和萝卜汁磨京墨调服，藕汁清热凉血散瘀，萝卜汁降气清热以助止血，京墨有收涩止血之功，皆属佐药之用。诸药炒炭存性，亦可加强收敛止血之力。全方集凉血、止血、清降、祛瘀诸法于一方，但以凉血止血为主，使血热清，气火降，则出血自止。

【临床运用】本方为主治血热妄行所致的各种上部出血证的常用方。临床应用以血色鲜红、舌红苔黄、脉数为辨证要点。现代常用于上消化道出血、支气管扩张及肺结核咯血等属血热妄行者。

桃核承气汤
《伤寒论》

【组成】桃仁去皮尖，五十个（12g）　大黄四两（12g）　桂枝去皮，二两（6g）　甘草炙，二两（12g）　芒硝二两（6g）

【用法】上四味，以水七升，煮取二升半，去滓，内芒硝，更上火，微沸，下火，先食，温服五合，日三服，当微利（现代用法：作汤剂，水煎前四味，芒硝冲服）。

【功用】逐瘀泄热。

【主治】下焦蓄血证。少腹急结，小便自利，神志如狂，甚则烦躁谵语，至夜发热，以及血瘀经闭，痛经，脉沉实而涩者。

【方解】本方由调胃承气汤减芒硝之量，再加桃仁、桂枝而成。《伤寒论》原治邪在太阳不解，化热随经传腑，与血相搏结于下焦之蓄血证。瘀热互结于下焦少腹部位，故少腹急结；病在血分，与气分无涉，膀胱气化未受影响，故小便自利；夜属阴，热在血分，故至夜发热；心主血脉而藏神，瘀热上扰，心神不宁，故烦躁谵语、如狂。证属瘀热互结下焦，治当因势利导，逐瘀泄热，以祛除下焦之蓄血。方中桃仁苦甘平，活血破瘀；大黄苦寒，下瘀泄热，二者合用，瘀热并治，共为君药。芒硝咸苦寒，泄热软坚，助大黄下瘀泄热；桂枝辛甘温，通行血脉，既助桃仁活血祛瘀，又防硝、黄寒凉凝血之弊，共为臣药。桂枝与硝、黄同用，相反相成，桂枝得硝、黄则温通而不助热，硝、黄得桂枝则寒下又不凉遏。炙甘草护胃安中，并缓诸药之峻烈，为佐使药。诸药合用，共奏破血下瘀泄热之功。服后"微利"，使蓄血除，瘀热清，而邪有出路，诸症自平。

【临床运用】本方为治疗瘀热互结、下焦蓄血证的常用方。临床应用以少腹急结、小便自利、脉沉实或涩为辨证要点。现代运用于急性盆腔炎、胎盘滞留、附件炎、肠梗阻、子宫内膜异位症、急性脑出血等属瘀热互结下焦者。

失笑散
《太平惠民和剂局方》

【组成】五灵脂酒研，淘去沙土　蒲黄炒香，各二钱（各6g）

【用法】先用酽醋调二钱，熬成膏，入水一盏，煎七分，食前热服（现代用法：共为细末，每服6g，用黄酒或醋冲服，亦可每日取8～12g，用纱布包煎，作汤剂服）。

【功用】活血祛瘀，散结止痛。

【主治】瘀血停滞证。心腹刺痛，或产后恶露不行，或月经不调，少腹急痛等。

【方解】本方所治诸症，均由瘀血内停，脉道阻滞所致。瘀血内停，脉络阻滞，血行不畅，不通则痛，故见心腹刺痛，或少腹急痛；瘀阻胞宫，则月经不调，或产后恶露不行。治宜活血祛瘀止痛。方中五灵脂苦咸甘温，入肝经血分，功擅通利血脉，散瘀止痛；蒲黄甘平，行血消瘀，炒用并能止血，二者相须为用，为化瘀散结止痛的常用组合。调以米醋，或用黄酒冲服，乃取其活血脉、行药力、化瘀血，以加强五灵脂、蒲黄活血止痛之功，且制五灵脂气味之腥臊。诸药合用，药简力专，共奏祛瘀止痛、推陈出新之功，使瘀血得去，脉道通畅，则诸症自解。前人运用本方，患者每于不觉中，诸症悉除，不禁欣然而笑，故名"失笑"。

【临床运用】本方是治疗瘀血所致多种疼痛的基础方，尤以肝经血瘀者为宜。临床应用以心腹刺痛，或妇人月经不调、少腹急痛等为辨证要点。常用于痛经、冠心病、高脂血症、宫外孕、慢性胃炎等属瘀血停滞者。

桂枝茯苓丸
《金匮要略》

【组成】桂枝茯苓牡丹皮去心　桃仁去皮尖, 熬　芍药各等分（各9g）

【用法】上三味，末之，炼蜜和丸，如兔屎大，每日食前服一丸（3g），不知，加至三丸（现代用法：共为末，炼蜜和丸，每日服 3～5g）。

【功用】活血化瘀，缓消癥块。

【主治】瘀阻胞宫证。妇人素有癥块，妊娠漏下不止，或胎动不安，血色紫黑晦暗，腹痛拒按，或经闭腹痛，或产后恶露不尽而腹痛拒按，舌质紫暗或有瘀点，脉沉涩。

【方解】本方原治妇人素有癥块，致妊娠胎动不安或漏下不止之证。证由瘀阻胞宫所致。瘀血癥块停留于胞宫，冲任失调，胎元不固，则胎动不安；瘀阻胞宫，阻遏经脉，以致血溢脉外，故见漏下不止、血色紫黑晦暗；瘀血内阻胞宫，血行不畅，不通则痛，故腹痛拒按等。治宜活血化瘀，缓消癥块。方中桂枝辛甘而温，温通血脉，以行瘀滞，为君药。桃仁味苦甘平，活血祛瘀，助君药以化瘀消癥，用之为臣；牡丹皮、芍药味苦而微寒，既可活血以散瘀，又能凉血以清退瘀久所化之热，芍药并能缓急止痛；茯苓甘淡平，渗湿祛痰，以助消癥之功，健脾益胃，扶助正气，均为佐药。丸以白蜜，甘缓而润，以缓诸药破泄之力，是以为使。诸药合用，共奏活血化瘀、缓消癥块之功，使瘀化癥消，诸症皆愈。

【临床运用】本方为治疗瘀血留滞胞宫，妊娠胎动不安，漏下不止的常用方。临床应用以少腹有癥块、血色紫黑晦暗、腹痛拒按为辨证要点。本方常用于子宫肌瘤、子宫内膜异位症、卵巢囊肿、附件炎、慢性盆腔炎等属瘀血留滞者。

小蓟饮子
《济生方》，录自《玉机微义》

【组成】生地黄小蓟滑石木通蒲黄藕节淡竹叶当归山栀子甘草各等分（各9g）

【用法】上㕮咀，每服半两（15g），水煎，空心服（现代用法：作汤剂，水煎服，用量据病证酌情增减）。

【功用】凉血止血，利水通淋。

【主治】热结下焦之血淋、尿血。尿中带血，小便频数，赤涩热痛，舌红，脉数。

【方解】本方证因下焦瘀热，损伤膀胱血络，气化失司所致。热聚膀胱，损伤血络，血随尿出，故尿中带血，其痛者为血淋，若不痛者为尿血；由于瘀热蕴结下焦，膀胱气化失司，故见小便频数、赤涩热痛；舌红脉数，亦为热结之征。治宜凉血止血，利水通淋。方中小蓟甘凉入血分，功擅清热凉血止血，又可利尿通淋，尤宜于尿血、血淋之症，为君药。生地黄甘苦性寒，凉血止血，养阴清热；蒲黄、藕节助君药凉血止血，并能消瘀，共为臣药。君臣相配，使血止而不留瘀。热在下焦，宜因势利导，故以滑石、竹叶、木通清热利水通淋；栀子清泄三焦之火，导热从下而出；当归养血和血，引血归经，尚有防诸药寒凉滞血之功，合而为佐。使以甘草缓急止痛，和中调药。诸药合用，共成凉血止血为主，利水通淋为辅之方。

【临床运用】本方为治疗血淋、尿血属实热证的常用方。临床应用以尿中带血、小便赤涩热痛、舌红、脉数为辨证要点。现代常用于急性泌尿系感染、泌尿系结石等属下焦瘀热，蓄聚膀胱者。

第三十九章 平肝息风剂

凡具有息风止痉作用，治疗脏腑功能失调所致内风病证的方剂，统称为平肝息风剂。

内风的产生主要与肝有关，其病证又有虚实之分，可分为热极动风、肝阳化风、阴虚动风。

外风所致病证不得使用平肝息风剂，其次，应鉴别病邪的兼夹以及病情的虚实，进行针对性配伍。

羚角钩藤汤

《通俗伤寒论》

【组成】羚羊角片一钱半，先煎（4.5g） 双钩藤三钱，后入（9g） 霜桑叶二钱（6g） 菊花三钱（9g） 鲜生地五钱（15g） 生白芍三钱（9g） 川贝母四钱（12g） 淡竹茹鲜刮，与羚羊角先煎代水，五钱（15g） 茯神木三钱（9g） 生甘草八分（3g）

【用法】水煎服。

【功用】凉肝息风，增液舒筋。

【主治】热盛动风证。高热不退，烦闷躁扰，手足抽搐，发为痉厥，甚则神昏，舌质绛而干或舌焦起刺，脉弦数。

【方解】本方证为温热病邪传入厥阴，肝经热盛，热极动风所致。邪热传入厥阴肝经，阳热亢盛，则高热不退；热扰心神而致烦闷躁扰，甚则神昏；热极动风，风火相煽，灼伤阴血，筋失所养，则见手足抽搐，甚至发为痉厥；舌质绛而干、脉弦数为热盛阴伤之征。皆由肝经热盛，热极动风所致，故治宜凉肝息风，增液舒筋。方中羚羊角善于清热凉肝息风；钩藤清热平肝，息风止痉，二药共为君药。桑叶、菊花辛凉疏泄，均能散风热，清肝热，既增清热息风之力，又可透热外出，为臣药。生地黄清热滋阴，白芍、甘草酸甘化阴，养阴柔肝，舒筋缓急；邪热亢盛，每易炼津为痰，故用竹茹、贝母清热化痰；茯神木以平肝宁心安神，共为佐药。生甘草又可调和诸药，为使药。

【临床运用】本方为治疗肝经热盛动风的常用方。以高热烦躁、手足抽搐、舌绛而干、脉弦数为辨证要点。现代常用于流脑、乙脑，以及妊娠子痫、高血压所致的头痛、眩晕、抽搐等属肝经热盛，热极动风，或阳亢风动者。

镇肝熄风汤

《医学衷中参西录》

【组成】怀牛膝一两（30g） 生赭石轧细，一两（30g） 生龙骨捣碎，五钱（15g） 生牡蛎捣碎，五钱（15g） 生龟板捣碎，五钱（15g） 生杭芍五钱（15g） 玄参五钱（15g） 天冬五钱（15g） 川楝子捣碎，二钱（6g） 生麦芽二钱（6g） 茵陈二钱（6g） 甘草钱半（4.5g）

【用法】水煎服。

【功用】镇肝息风，滋阴潜阳。

【主治】类中风。头晕目眩，目胀耳鸣，脑部热痛，心中烦热，面色如醉，或时常噫气，或肢体渐觉不利，口角渐形㖞斜；甚或眩晕颠仆，昏不知人，移时始醒；或醒后不得复原，精神短少，脉弦长有力。

【方解】本方所治之类中风为肝肾阴虚，肝阳化风所致。肝肾阴虚，肝阳上亢，气血上冲，故见头目眩晕、目胀耳鸣、面色如醉、脑中热痛；肝阳上升太过，胃气随之上逆，胃气失和，故时常噫气；若血随气逆，并走于上，阻塞脑窍，则出现眩晕颠仆、昏不知人或半身不遂等；脉弦长有力皆为肝阳亢盛之象。本证以肝肾阴虚为本，肝阳上亢、气血逆乱为标，但以标实为主。治以镇肝息风为主，佐以滋养肝肾。方中重用怀牛膝引血下行，补益肝肾，为君药。代赭石质重沉降，长于镇潜肝阳，牛膝、代赭石相伍，则可使并走于上的气血下行；龙骨、牡蛎重镇潜阳，均为臣药。君臣相合，降逆潜阳，镇肝息风以治标。龟板、玄参、天冬、白芍滋养阴液，意在治本；肝为刚脏，性喜条达，故用茵陈、川楝子、生麦芽清肝热、舒肝气，三药配伍既可清泄肝阳之有余，又可顺其肝木之性，使肝气条达；甘草调和诸药，配麦芽和胃调中，防止金石类药物碍胃之弊，均为佐使药。

【临床运用】本方是治疗类中风之常用方。以头目眩晕、脑部胀痛、面色如醉、心中烦热、脉弦长有力为辨证要点。现代常用于高血压、脑血栓形成、脑出血、血管神经性头痛等属于肝肾阴虚、肝风内动者。

天麻钩藤饮

《中医内科杂病证治新义》

【组成】天麻（9g） 钩藤后下（12g） 石决明先煎（18g） 山栀 黄芩 川牛膝（各12g） 杜仲 益母草 桑寄生 夜交藤 朱茯神（各9g）

【用法】水煎服。

【功用】平肝息风，清热活血，补益肝肾。

【主治】肝阳偏亢，肝风上扰证。头痛，眩晕，失眠多梦，或口苦面红，舌红苔黄，脉弦或数。

【方解】本方证由肝肾不足，肝阳偏亢，生风化热所致。阴亏阳亢，风阳上扰，以致头痛、眩晕；肝阳偏亢，热扰心神，故见失眠等；舌红苔黄、脉弦为肝阳上亢，火热上扰之候。证属本虚标实，而以标实为主，治宜平肝息风为主，佐以清热安神、补益肝肾。方中用天麻平肝阳、息肝风，善治眩晕；钩藤清肝热，息风止痉，二药相伍以平肝息风，为君药。石决明平肝潜阳；山栀、黄芩清热泻火，使肝经之热不致上扰，为臣药。益母草活血利水，以使气血流畅，牛膝引血下行，以利肝阳的平降，配伍杜仲、桑寄生补益肝肾，夜交藤、朱茯神安神定志，俱为佐药。

【临床运用】本方为治疗肝阳偏亢，肝风上扰的常用方。以头痛、眩晕、失眠、舌红苔黄、脉弦为辨证要点。现代常用于高血压病、急性脑血管病、内耳性眩晕等属于肝阳上亢、肝风上扰者。

第四十章　祛湿剂

凡以祛湿药为主组成，具有化湿利水、通淋泄浊等作用，用以治疗水湿为病的一类方剂，统称为祛湿剂。其治法属于"八法"中"消法"的范畴。

祛湿剂亦分为化湿和胃、清热祛湿、利水渗湿、温化水湿及祛风胜湿五类。湿邪有外湿、内湿之分。主要用于治疗湿邪侵袭人体肌表、经络、筋骨、关节而致的恶寒发热、头痛身重、肢体酸楚疼痛，或面目浮肿等外湿证候；亦可用于饮食不节，损伤脾胃，湿浊内生，或素体脾肾阳虚，水湿内停所致的胸脘痞闷、呕恶泄泻、小便淋浊、肢体水肿，或黄疸等内湿证候。

祛湿剂使用时需注意两点：一是祛湿剂多由辛香温燥或甘淡渗利之品组成，每易耗气伤津；二是降泄滑利之品易伤及胎元，对于素体阴虚津亏、病后体虚气弱及孕妇水肿者应当慎用。

平胃散

《简要济众方》

【组成】苍术去黑皮，捣为粗末，炒黄色，四两（12g）　厚朴去粗皮，涂生姜汁，炙令香熟，三两（9g）　陈皮洗令净，焙干，二两（6g）　甘草炙黄，一两（3g）

【用法】上为散。每服二钱，水一中盏，加生姜二片，大枣二枚，同煎至六分，去滓，食前温服（现代用法：水煎服）。

【功用】燥湿运脾，行气和胃。

【主治】湿滞脾胃证。脘腹胀满，不思饮食，口淡无味，恶心呕吐，嗳气吞酸，肢体沉重，怠惰嗜卧，常多自利，舌苔白腻而厚，脉缓。

【方解】本方所治为湿滞脾胃证。临床以脘腹胀满、食少乏味、苔白厚腻为辨证要点。湿滞于中，脾胃受纳、运化、升降失调，故不思饮食、口淡乏味、嗳气吞酸、泄泻下利；湿阻气滞，故脘腹胀满；湿滞肌肉，则肢体沉重、怠惰嗜卧；舌苔白腻而厚、脉缓均为湿盛之象。其治重在燥湿运脾，兼以行气和胃。方中苍术气味芳香辛苦，性温而燥，为燥湿运脾之要药，故重用为君药。湿阻气滞，故以厚朴苦燥以祛湿，行气以除满，且与苍术相须为用，增强燥湿行气之力，共治湿滞脾胃之证，为臣药。配以陈皮理气化滞，燥湿醒脾，助苍、朴以化湿运脾，行气和中，使气化则湿化，为佐药。炙甘草调脾胃，和诸药，为使药。煎时加用姜、枣，使调和脾胃之功益佳。全方燥湿与行气之品配伍应用，使湿浊得化，气机调畅，脾复健运，则诸症可除。

【临床运用】本方为治湿滞脾胃证的代表方。临床应用以脘腹胀满、食少乏味、苔白厚腻为辨证要点。用于治疗急性或慢性胃肠炎、胃肠神经官能症、胃及十二指肠球部溃疡等属于湿阻中焦、脾胃气滞者。

藿香正气散

《太平惠民和剂局方》

【组成】大腹皮　白芷　紫苏　茯苓去皮，各一两（各3g）　半夏曲　白术　陈皮去白　厚朴去粗皮，姜汁炙　苦桔梗各二两（各6g）　藿香去土，三两（9g）　甘草炙，二两半（7.5g）

【用法】上为细末，每服二钱，水一盏，姜三片，枣一枚，同煎至七分，热服；如欲汗出，衣被盖，再煎并服（现代用法：水煎服）。

【功用】解表化湿，理气和中。

【主治】外感风寒，内伤湿滞证。霍乱吐泻，恶寒发热，头痛，脘腹疼痛，胸膈满闷，舌苔白腻，脉浮或濡缓，以及山岚瘴疟等。

【方解】风寒外束，正邪交争，故见恶寒发热、头痛、脉浮；湿阻脾胃，气机不畅，升降失调，则脘腹疼痛、胸膈满闷、吐泻频作、舌苔白腻。治宜外散风寒，内化湿浊，兼理气和中为法。方中藿香性味辛温，具芳香之气，用之既外散风寒而解表，又芳香化湿，辟秽和中而止呕，为治霍乱吐泻之要药，故重用为君药。配紫苏散寒解表，理气和中；白芷辛散风寒，祛风除湿，助藿香增强外散风寒、芳香化湿之力；以半夏曲燥湿化滞，降逆和胃；厚朴芳化苦燥，祛湿醒脾，且行气调中，消胀除满，助藿香增强祛湿理气和中之功。四药同用，散风寒，化湿浊，助君之力，共为臣药。更用陈皮理气化湿，和胃止呕；大腹皮行气利湿，二药合厚朴以行气调中，使气化则湿化；白术、茯苓健脾祛湿；桔梗宽胸利膈，既助解表，又助化湿；生姜、大枣调和脾胃，生姜兼以和中止呕，共为佐药。炙甘草调和诸药而为使。诸药合用，使风寒外解，湿浊得化，气机通畅，脾胃调和，诸症可愈。

【临床运用】本方为治外感风寒，内伤湿滞证的常用方。临床应用以恶寒发热、脘腹胀痛、呕恶泄泻、舌苔白腻、脉浮为辨证要点。临床用于治疗急性胃肠炎、胃肠型感冒、夏月时行感冒等属于湿滞脾胃、外感风寒者。

茵陈蒿汤

《伤寒论》

【组成】茵陈六两（18g）　栀子擘，十四枚（9g）　大黄去皮，二两（6g）

【用法】上三味，以水一斗二升，先煮茵陈，减六升，内二味，煮取三升，去滓，分三服（现代用法：水煎服）。

【功用】清热利湿退黄。

【主治】湿热黄疸。一身面目俱黄，黄色鲜明，身热，口渴，恶心呕吐，腹微满，小便黄赤，舌红苔黄腻，脉沉数或滑数有力。

【方解】湿热郁蒸，肝胆疏泄不利，胆汁外溢肌肤，故一身面目俱黄、黄色鲜明；湿热壅滞于中，脾胃纳运失司，故食少、恶心呕吐、腹微满；小便黄赤、口中作渴、舌苔黄腻、脉滑数有力均为湿热内蕴之象。治宜清热利湿退黄。方中茵陈清利湿热而退黄，为治黄疸之要药，故重用为君药。栀子泄热降火，清利三焦湿热，导湿热从小便而出，为臣药。大黄泄热逐瘀，通利大便，配茵陈使湿热瘀滞由大便而下，为佐药。三药合用，利湿与泄热同用，通腑与逐瘀并行，旨在通利二便，导湿热瘀滞从前后分消，黄疸即退。

【临床运用】本方为治疗湿热黄疸的代表方。临床应用以一身面目俱黄、黄色鲜明、小便黄赤、舌苔黄腻、脉滑数有力为辨证要点。现代多用于治疗急性黄疸型肝炎、乙型肝炎、胆囊炎、胆石症、代谢综合征等属于湿热蕴结肝胆者。

三仁汤
《温病条辨》

【组成】杏仁五钱（15g）　飞滑石六钱（18g）　白通草二钱（6g）　白蔻仁二钱（6g）　竹叶二钱（6g）　厚朴二钱（6g）　生薏仁六钱（18g）　半夏五钱（15g）

【用法】甘澜水八碗，煮取三碗，服一碗，日三服（现代用法：水煎服）。

【功用】宣畅气机，利湿清热。

【主治】湿温初起或暑温夹湿证。头痛恶寒，身重疼痛，面色淡黄，胸闷不饥，午后身热，舌苔白腻，脉弦细而濡。

【方解】湿温初起，卫阳被遏，故恶寒头痛、身重疼痛；湿为阴邪，湿遏热伏，故午后身热；湿热胶滞，气机不畅，故胸闷不饥；舌苔白或白腻、脉弦细而濡均为湿温初期，湿重于热之征。治宜宣畅气机，清热利湿。方中杏仁宣利上焦肺气，使气化则湿化，白豆蔻行气畅中，薏苡仁渗利湿热，疏导下焦，三药合用，共为君药。通草、滑石、竹叶甘寒淡渗，利湿清热，以助疏导下焦，使湿热从下而去，为臣药。半夏、厚朴行气除满，化湿和胃，为佐药。诸药合用，共收疏利气机、宣畅三焦、利湿清热之功效。

【临床运用】本方为治湿温初起，或暑温夹湿，湿重于热证的常用方。临床应用以头痛恶寒、身重疼痛、胸闷不饥、午后身热、苔白不渴为辨证要点。现代多用于治疗感冒、肠伤寒、胃肠炎、肾盂肾炎、布鲁氏菌病、肾小球肾炎及关节炎等属于湿热阻遏、湿重于热者。

八正散
《太平惠民和剂局方》

【组成】木通　瞿麦　车前子　萹蓄　滑石　甘草炙　山栀子　大黄面裹煨，去面，切，焙，各一斤（各9g）

【用法】上为散，每服二钱，水一盏，入灯心，煎至七分，去滓，温服，食后，临卧。小儿量力少少与之（现代用法：水煎服）。

【功用】清热泻火，利水通淋。

【主治】湿热淋证。尿频尿急，溺时涩痛，淋沥不畅，尿色浑赤，甚或癃闭不通，小腹急满，口燥咽干，舌苔黄腻，脉滑数。

【方解】湿热淋证病机为湿热下注，蕴结膀胱，致膀胱气化不利，故尿频尿急、尿时涩痛、淋沥不畅，甚则癃闭不通，少腹急满；苔黄腻、脉滑数为湿热内蕴之象。故治宜清热泻火，利水通淋。方中木通苦寒清心，利水通淋，为君药。滑石甘淡渗利，长于清热利湿，利水通淋；萹蓄、瞿麦、车前子均为清热利水通淋之品，则清热利水通淋力著，同为臣药。山栀子仁清热泻火，大黄苦寒泄热降火，二者助君臣药增强清热泻火之力，又令湿热之邪从二便分消，同为佐药。炙甘草调和诸药，缓急止痛佐兼使用，煎时加入灯心草以增利水导热之功。本方集大队清热利水通淋药于一体，配伍泻火、降泄之品，体现泻火与利水兼顾，使湿热之邪从二便而去。

【临床运用】本方为治湿热淋证的代表方。临床应用以尿频尿急、溺时涩痛、舌苔黄腻、脉滑数为辨证要点。现代多用于治疗泌尿系感染、泌尿系结石、术后或产后尿潴留等属于湿热下注膀胱者。

二妙散
《丹溪心法》

【组成】黄柏炒　苍术米泔水浸，炒（各9g）（原方未注用量）

【用法】上二味为末，沸汤入姜汁调服（现代用法：水煎服）。

【功用】燥湿清热。

【主治】湿热下注证。筋骨疼痛，或两足痿软，下肢痿软无力，或足膝红肿疼痛，或湿热带下，或下部湿疮，小便短赤，舌苔黄腻。

【方解】湿热下注，浸淫下肢关节、筋脉、肌肤，故筋骨疼痛、足膝红肿疼痛、两足痿软、下部湿疮；湿热浊气流注带脉、胞宫、前阴，故带下黄稠；小便短赤、舌苔黄腻均为湿热之象。诸症皆由湿热下注所致，故治宜燥湿清热。方中黄柏苦寒清热燥湿，尤善清泄下焦之湿热，为治下焦湿热之要药，为君药。苍术既燥湿化浊，又能辛散疏风而祛湿，散在外之湿，为臣药。二药相伍，功善燥湿清热。

【临床运用】本方为治湿热下注诸症的代表方。临床常以痿、痹、带下、湿疮诸症，伴小便短赤、舌苔黄腻等为辨证要点。现代用于治疗风湿性关节炎、湿疹、阴道炎等属于湿热下注者。

真武汤
《伤寒论》

【组成】茯苓三两（9g）　芍药三两（9g）　白术二两（6g）　生姜切，三两（9g）　附子炮，去皮，破八片，一枚（9g）

【用法】上五味，以水八升，煮取三升，去滓，温服七合，日三服（现代用法：水煎服）。

【功用】温阳利水。

【主治】

1. 阳虚水泛证。肢体浮肿或沉重，腰以下为甚，畏寒肢冷，腹痛泄泻，小便不利，或咳喘呕逆，或心悸头眩，舌质淡胖，舌苔白滑，脉沉细。

2. 太阳病发汗太过，阳虚水泛证。汗出不解，其人仍发热，心下悸，头眩，身瞤动，振振欲擗地。

【方解】肾阳虚弱，不能化气行水，脾阳不足，不能运化水湿，以致水湿内停，或溢于肌肤，故小便不利、肢体浮肿或沉重、心悸头眩；阳失温煦，故畏寒肢冷、下利腹痛、舌淡胖、苔白滑、脉沉细。诸症皆为脾肾阳虚，以肾阳虚为主，气化不行，水湿内停所致，治宜温补脾肾阳气，利水消肿。方中附子大辛大热，既温肾阳以化气行水，又温中暖脾以温运水湿，且能温散寒凝而止腹痛，为君药。白术、茯苓益气健脾，祛湿利水，与君药相合，温阳健脾，共为臣药。生姜助附子温散行水；白芍敛阴利水，使附子温阳而不伤阴，且舒筋缓急以止筋惕肉瞤，柔肝缓急以止腹痛，共为佐药。诸药合用，温阳与利水相伍，标本兼顾，补阳养阴并用，刚柔相济，温阳利水而不伤阴。

【临床运用】本方为治阳虚水泛证的代表方。临床应用以小便不利、肢体沉重或浮肿、舌质淡胖、苔白、脉沉为辨证要点。现代多用于治疗慢性肾小球肾炎、心源性水肿、甲状腺功能低下、慢性支气管炎、慢性肠炎、妇女带下等属于脾肾阳虚，水湿内停者。

五苓散

《伤寒论》

【组成】猪苓十八铢，去皮（9g）　泽泻一两六铢（15g）　白术十八铢（9g）　茯苓十八铢（9g）桂枝半两，去皮（6g）

【用法】上药捣为散，以白饮和，服方寸匕，日三服，多饮暖水，汗出愈，如法将息（现代用法：水煎服）。

【功用】利水渗湿，温阳化气。

【主治】

1. 蓄水证。小便不利，头痛微热，烦渴欲饮，甚则水入即吐，舌苔白，脉浮。

2. 水湿内停证。水肿，泄泻，小便不利，以及霍乱吐泻等。

3. 痰饮。脐下动悸，吐涎沫而头眩，或短气而咳。

【方解】本方主治蓄水证为太阳表邪未解，内传太阳之腑，致膀胱气化不利，而成太阳经腑同病。表邪未解，故头痛微热、脉浮；膀胱气化失司，故小便不利而蓄水；水蓄下焦，气不化津，津液不得上承，故渴欲饮水、水入即吐；水饮内停，或泛溢于外，或水走肠间，则为水肿、泄泻、痰饮等。病证虽多，皆水湿内停所致。治当利水渗湿，兼以温阳化气。方中重用泽泻为君，利水渗湿。辅以茯苓、猪苓，加强淡渗利湿之用，与泽泻相须为用，共为臣药。佐以白术补气健脾以运化水湿，使水津得以运化、输布；桂枝温阳化气以行水，外兼散风寒以解表。原书要求服后多饮暖水，汗出愈，旨在表邪和水湿从汗而解。诸药配伍，表里同治，邪正兼顾，以淡渗利水为主，兼以温阳化气，散寒解表，使气化水行，表解脾健，则蓄水停饮可除。

【临床运用】本方为治蓄水证的代表方。临床应用以小便不利、舌苔白、脉浮或缓为辨证要点。用于治疗急性或慢性肾炎水肿、肝硬化腹水、心源性水肿、急性肠炎、尿潴留、脑积水等属于水湿内停者。

独活寄生汤

《备急千金要方》

【组成】独活三两（9g） 桑寄生 杜仲 牛膝 细辛 秦艽 茯苓 桂心 防风 川芎 人参 甘草 当归 芍药 干地黄各二两（各6g）

【用法】上㕮咀，以水一斗，煮取三升，分三服，温身勿冷也（现代用法：水煎服）。

【功用】祛风湿，止痹痛，益肝肾，补气血。

【主治】痹证日久，肝肾两亏，气血不足证。腰膝疼痛、痿软，肢节屈伸不利，或麻木不仁，畏寒喜温，心悸气短，舌苔淡白，脉细弱。

【方解】痹证为风寒湿邪痹阻肢体关节、经络、筋骨所致，外邪久留不去则内舍所合脏腑，伤及肝肾，气血亏虚，故腰膝疼痛、关节屈伸不利，或肢体麻木不仁，畏寒喜温，心悸气短，舌淡，脉细弱。治宜祛风湿，止痹痛，益肝肾，补气血。方中独活为君药，善祛风散寒，祛湿止痛。配以防风、秦艽祛风湿而通络止痛；肉桂、细辛祛风散寒，温通经络而止痛，共为臣药。桑寄生、牛膝、杜仲补肝肾，强筋骨，兼以祛风湿；当归、川芎、干地黄、芍药养血活血，以寓"治风先治血，血行风自灭"之意；人参、茯苓补气健脾，合则补肝肾，强筋骨，益气血，扶正以祛邪，共为佐药。甘草调和诸药为使。全方诸药相伍，重在祛风湿，散寒止痛，兼以补肝肾、益气血，邪正兼顾，以祛邪为主。

【临床运用】本方为治肝肾两亏、气血不足之风寒湿痹证的常用方。临床应用以腰膝冷痛、关节屈伸不利、心悸气短、舌淡苔白、脉细弱为辨证要点。现代多用于治疗骨关节退行性病变、椎间盘突出、慢性风湿性关节炎、类风湿性关节炎、腰肌劳损等属于风寒湿痹、气血两虚、肝肾不足者。

第四十一章　化痰止咳平喘剂

凡以化痰及止咳平喘药为主组成，具有祛除痰饮或止咳平喘等作用，治疗各种痰病及咳嗽气喘病证的方剂，称为化痰止咳平喘剂。

根据痰证的性质及兼症的不同，化痰止咳平喘剂可分为燥湿化痰、清热化痰、止咳平喘三类。由于痰饮之形成多因气滞，以及肺、脾、肾功能不利引起，所以化痰止咳平喘剂还具有健脾、温肾、宣肺、理气等作用。

化痰止咳平喘剂用药多属行消之品，不宜久服，以免伤正。外感咳嗽初起，不宜早用祛痰剂，以防邪气留滞；痰黏难咳或有咯血倾向者，不宜使用温热燥烈药物，以防动血。

二陈汤

《太平惠民和剂局方》

【组成】半夏汤洗七次　橘红各五两（各15g）　茯苓三两（9g）　甘草炙，一两半（4.5g）

【用法】上药㕮咀，每服四钱（12g），用水一盏，生姜七片，乌梅一个，同煎六分，去滓，热服，不拘时候（现代用法：加生姜7片，乌梅1个，水煎服）。

【功用】燥湿化痰，理气和中。

【主治】湿痰证。咳嗽，痰多色白易咯，恶心呕吐，肢体倦怠，或头眩心悸，舌苔白滑或腻，脉滑。

【方解】本证乃因脾失健运，水湿不化，停聚为痰所致。湿痰犯肺，肺失宣肃，出现咳嗽痰多且色白易咯；湿浊内盛，痰气交阻，胃失和降，出现恶心呕吐、肢体倦怠；痰湿上犯，阻遏清阳，出现头眩、痰浊凌心，导致心悸。治宜燥湿化痰，理气和中。方中半夏辛苦温燥，既可燥湿化痰，又可和胃降逆而止呕，为君药。橘红理气行滞，燥湿化痰，为臣药，二药相伍，既可增强燥湿化痰之功，又可使气顺而痰消。佐以茯苓利湿健脾，使湿除脾旺，以杜生痰之源；生姜温化痰饮，降逆和胃，既可制半夏之毒，又可助半夏降逆化痰；复用少许味酸乌梅收敛肺气，与温燥辛散之祛痰理气药相配，散中兼收，以防燥散伤正。炙甘草为使，健脾和中，调和诸药。

【临床应用】本方为治湿痰证之基础方。临床以咳嗽痰多易咳、舌苔白滑或腻、脉滑为辨证要点。现代临床常用于治疗慢性支气管炎、肺气肿、慢性胃炎、妊娠呕吐、神经性呕吐等属湿痰证者。

苏子降气汤

《太平惠民和剂局方》

【组成】紫苏子　半夏汤洗七次，各二两半（各75g）　川当归去芦，一两半（45g）　甘草炙，二两（60g）　前胡去芦　厚朴去粗皮，姜汁拌炒，各一两（各30g）　肉桂去皮，一两半（45g）

【用法】上为细末，每服二大钱（6g），水一盏半，入生姜二片，枣子一个，紫苏五叶，同煎至八分，去滓热服，不拘时候（现代用法：加生姜2片、枣子1个、紫苏2g，水煎服）。

【功用】降气平喘，祛痰止咳。

【主治】上实下虚喘咳证。喘咳痰多，短气，胸膈满闷，或腰疼脚软，或肢体浮肿，舌苔白滑或白腻，脉弦滑。

【方解】本证乃因痰涎壅肺，肾阳不足所致。上实，是痰涎上壅于肺，使肺气不得宣畅，而出现咳喘，气滞痰壅则出现胸膈满闷；下虚，乃肾阳虚衰而不能纳气，故出现喘而气短，肾虚不足则腰疼脚软，肾虚水湿内停而外溢则肢体浮肿。此属上实下虚，但以上实为主，治当以降气平喘、祛痰止咳以治其上，温肾补虚以治其下。方中紫苏子降气止咳，祛痰平喘，为君药。半夏燥湿化痰降逆；厚朴下气宽胸，除满平喘；前胡降气祛痰止咳，皆为臣药。君臣相合，以治上实。肉桂辛热以温补下焦，纳气平喘；当归辛甘温润，既能治咳逆上气，又可养血润燥，同肉桂以增强补虚之效；略加生姜、苏叶宣肺散寒，和胃降逆，共为佐药。大枣、甘草益气和中，调和诸药，为使药。

【临床运用】本方为治疗痰涎壅盛，上实下虚喘咳的常用方。临床以喘咳短气、胸膈满闷、舌苔白滑或白腻、脉弦滑为辨证要点。现代临床常用于治疗慢性支气管炎、肺气肿、支气管哮喘等属痰涎壅盛者。

温胆汤

《三因极一病证方论》

【组成】半夏　竹茹　枳实面炒，各二两（各6g）　陈皮三两（9g）　甘草一两，炙（3g）　茯苓一两半（4.5g）

【用法】上锉为散，每服四大钱（12g），水一盏半，姜五片，枣一个，煎七分，去滓，食前服（现代用法：加生姜5片，大枣1个，水煎服）。

【功用】理气化痰，清胆和胃。

【主治】胆胃不和，痰热内扰证。胆怯易惊，心烦不宁，失眠多梦，呕吐呃逆，舌苔白腻，脉弦滑，以及癫痫等。

【方解】本证乃因素体胆气不足，复由情志不遂，胆失疏泄，气滞痰生，郁浊内扰，胆胃不和所致。胆为清净之府，主决断，痰热内扰，则胆怯易惊、头眩心悸、失眠多梦；胆胃不和，则胃气上逆而为呕吐呃逆。治宜理气化痰，清胆和胃。方中半夏燥湿化痰，降逆和胃止呕，为君药。竹茹清利胆热，和胃降逆，止呕除烦，为臣药。二药相伍，既可化痰浊，又可清痰热，使胆胃和，呕烦自止。佐以枳实、陈皮理气化痰，导滞除痞，使气顺则痰自消；茯苓健脾利湿，湿去脾旺，以杜生痰之源。使以甘草，和中健脾，协调诸药。加生姜、大枣，调和脾胃而兼制半夏毒性。

【临床应用】本方为治胆胃不和，痰热内扰的常用方。临床以心烦不寐、眩悸呕恶、舌苔白腻、脉弦滑为辨证要点。现代临床常用于治疗神经官能症、急慢性胃炎、慢性支气管炎、梅尼埃综合征、妊娠呕吐等属痰热内扰与胆胃不和者。

半夏白术天麻汤
《医学心悟》

【组成】半夏一钱五分（9g）　天麻　茯苓　陈皮各一钱（各6g）　白术三钱（15g）　甘草五分（3g）

【用法】生姜一片，大枣二枚，水煎服（现代用法：水煎服）。

【功用】化痰息风，健脾燥湿。

【主治】风痰上扰证。眩晕头痛，胸闷呕恶，舌苔白腻，脉弦滑。

【方解】本证乃因脾虚生湿，痰湿壅遏，引动肝风，风痰上扰所致。风引痰浊上扰清窍，蒙蔽清阳，故见眩晕头痛；气滞痰阻，升降失司，则见胸闷呕恶。治宜化痰息风，健脾燥湿为法。方中半夏燥湿化痰，降逆和胃止呕；天麻平肝息风，通络升清以定眩。二药相伍，化痰息风，降逆定眩，共为君药。白术、茯苓健脾祛湿，以绝生痰之源，共为臣药。佐以陈皮理气化痰，使气顺痰消，与半夏相伍，又可降逆和胃，使痰消浊降。生姜、大枣调和脾胃，甘草补益中焦，调和诸药，并为使药。

【临床应用】本方为治风痰眩晕的常用方。临床以眩晕头痛、胸闷呕恶、舌苔白腻为辨证要点。现代临床常用于治疗耳源性眩晕、神经性眩晕、高血压病等属于风痰上扰者。

第四十二章　驱虫剂

凡以驱虫药物为主组成，用于治疗人体寄生虫病的方剂，统称驱虫剂。

由于寄生虫的种类不同，故临床上表现各异。本类方剂多用于治疗消化道寄生虫病，临床上表现为脐腹作痛，时发时止，形体消瘦，不思饮食，精神萎靡等。

驱虫剂应用时要注意：第一，宜在空腹时服用，并应忌食油腻香甜之物。第二，由于驱虫药多系攻伐或有毒之品，用时要注意掌握剂量，年老、体弱、孕妇应慎用或禁用。

乌梅丸
《伤寒论》

【组成】乌梅三百枚（480g）　细辛六两（180g）　干姜十两（300g）　黄连十六两（480g）　当归四两（120g）　附子六两，炮去皮（180g）　蜀椒四两，出汗（120g）　桂枝六两，去皮（180g）　人参六两（180g）　黄柏六两（180g）

【用法】上十味，异捣筛，合治之，以苦酒渍乌梅一宿，去核，蒸之五斗米下，饭熟，捣成泥，和药令相得，内臼中，与蜜杵二千下，丸如梧桐子大，先食饮，服十丸，日三服，稍加至二十丸。禁生冷、滑物、臭食等（现代用法：乌梅用50%醋浸一宿，去核捣烂，和入余药捣匀，烘干或晒干，研末，加蜜制丸，1次9g，1日2～3次，空腹温开水送下；亦可作汤剂，水煎服）。

【功用】温脏安蛔。

【主治】蛔厥证。脘腹疼痛，或右上腹痛，烦闷呕吐，时发时止，得食则吐，甚则吐蛔，手足厥冷。亦治久泻久痢。

【方解】蛔厥证乃因患者素有蛔虫，复由胃肠寒热不和，蛔虫扰动不安所致。蛔虫扰动不安，故脘腹阵痛、烦闷、呕吐，甚则吐蛔；由于虫动则发，虫伏则止，故腹痛与呕吐时发时止；痛甚气机逆乱，阴阳之气不相顺接，则四肢厥冷，发为蛔厥。治宜寒热并调，温脏安蛔。方中重用乌梅为君药，取其酸能安蛔，先安其扰动。蛔动因于肠寒，蜀椒、细辛辛热，辛可伏蛔，温可温脏祛寒；黄连、黄柏苦能下蛔，寒能清热，共为臣药。附子、桂枝、干姜皆为辛热之品，既可增强温脏祛寒之功，亦有辛可制蛔之力；当归、人参补养气血，与温里药配伍，养血通脉，调和阴阳，以解四肢厥冷，均为佐药。以蜜为丸，甘缓和中，为使药。全方配伍，酸苦辛并进，寒热并用，攻补兼施，使"蛔得酸则静，得辛则伏，得苦则下"，共奏寒热并调、温脏安蛔之功。又治寒热错杂，气血虚弱之久泻久痢。

【临床运用】本方为治蛔厥证之代表方。临床应用以腹痛时作、烦闷呕吐，常自吐蛔，手足厥冷为辨证要点。现代多用于治疗胆道蛔虫症、慢性菌痢、慢性结肠炎，溃疡性结肠炎等属寒热错杂、气血虚弱者。

附录一　中药笔画索引

附录二 方剂笔画索引

主要参考书目

1. 李飞 . 方剂学 . 北京：人民卫生出版社，2011.

2. 李冀 . 方剂学 . 北京：中国中医药出版社，2016.

3. 谢鸣 . 方剂学 . 北京：人民卫生出版社，2016.

4. 邓中甲 . 方剂学 . 北京：中国中医药出版社，2003.

5. 段富津 . 方剂学 . 上海：上海科学技术出版社，1995.

6. 彭怀仁 . 中医方剂大辞典 . 北京：人民卫生出版社，1996.

7. 陈潮祖 . 中医治法与方剂 . 北京：人民卫生出版社，2009.

8. 钟赣生 . 中药学 . 北京：中国中医药出版社，2016.

9. 唐德才，吴庆光 . 中药学 . 北京：人民卫生出版社，2016.